U0359479

BINGLIXUE SHIYAN BAOGAO

供临床医学、护理、助产等医学类相关专业使用

病理学实验报告

主　编　崔玉发　米树文

副主编　郑焜文　罗昊翔　梁媛媛

编　委　米树文　郑焜文　崔玉发

罗昊翔　贺礼红　梁媛媛

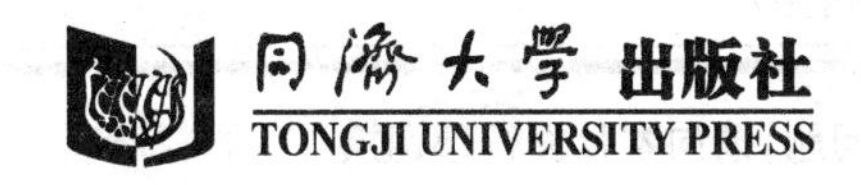

内 容 提 要

本书分为《病理学实验指导》和《病理学实验报告》两册，内容系统、全面而详细。《病理学实验指导》，根据教学大纲要求，共设十个实验项目，包括细胞和组织的适应、损伤与修复，局部血液循环障碍，炎症，肿瘤以及心血管、呼吸、消化、泌尿系统疾病，生殖系统与乳腺疾病，传染病与寄生虫病。每个实验项目设有实验目的、实验要点、实验材料、实验内容和方法、回顾与思考。另附综合测试题和参考答案，供学生加深学习和及时复习巩固。《病理学实验报告》，根据病理学实验项目，共收集相关图片100余幅，以识图辨别组织器官病理变化特征的形式，要求学生运用所学病理学知识书写实验报告。

本书适用于高职高专临床医学、护理、助产等医学类相关专业，也适用于中职医学类相关专业。

图书在版编目(CIP)数据

病理学实验．下册，病理学实验报告/崔玉发，米树文主编．—上海：同济大学出版社，2016.4

ISBN 978-7-5608-6285-9

Ⅰ．①病…　Ⅱ．①崔…②米…　Ⅲ．①病理学—实验—教材　Ⅳ．①R36-33

中国版本图书馆CIP数据核字(2016)第089719号

病理学实验报告

主　编　崔玉发　米树文

责任编辑　沈志宏　陈红梅　　责任校对　徐春莲　　封面设计　陈益平

出版发行　同济大学出版社　www.tongjipress.com.cn
（地址：上海市四平路1239号　邮编：200092　电话：021-65985622）
经　　销　全国各地新华书店
印　　刷　大丰科星印刷有限责任公司
开　　本　787mm×1092mm　1/16
印　　张　11.75
印　　数　1—6000
字　　数　293000
版　　次　2016年11月第1版　　2016年11月第1次印刷
书　　号　ISBN 978-7-5608-6285-9

定　　价　38.00元(含实验指导)

前　言

病理学是一门形态学科，只有通过实验教学，观察大量的病理标本和病理切片，才能达到学习并掌握组织、器官病理结构的目标。为此，我们编写了这套实验项目设计合理、构思清晰的实验教材，以培养学生的实际观察能力和思考能力，加深对病理学知识的理解。

全书分为《病理学实验指导》和《病理学实验报告》两册。

根据病理学实验教学大纲要求，《病理学实验指导》共设置十个实验项目，每一个实验项目，均根据病理学实验教学的内容和学时特点来安排，针对每一组织、器官的病理变化特征，在实验中作详细介绍和实验验证。病理学实验项目包括：细胞和组织的适应、损伤与修复，局部血液循环障碍，炎症，肿瘤，心血管系统疾病，呼吸系统疾病，消化系统疾病，泌尿系统疾病，生殖系统与乳腺疾病，传染病与寄生虫病。每个实验项目均设有"实验目的""实验要点""实验材料""实验内容和方法""思考与回顾"五个栏目。

"实验目的"：介绍学生在实验中应掌握、熟悉和了解的学习目标，指导学生有的放矢地进行实验。

"实验要点"：提醒学生在实验时应予以重视的要点和难点。

"实验材料"：介绍本实验项目所使用的材料，以验证组织、器官病理变化的特征。

"实验内容和方法"：系统介绍本实验项目的具体内容和实验方法。实验内容的安排深浅适度，深则接近本科生的实验教学要求，浅则适用于中职医学类各专业的实验。力求贴近实际，贴近临床工作。

"思考与回顾"：要求学生针对本次实验，思考并回答若干问题。

实验项目之后，另附有综合测试题和参考答案，供学生加深理解和及时复习巩固。

《病理学实验报告》为学生课后书面作业，配有清晰的大体实物图和镜下结构图，以识图作答的形式，要求学生运用所学病理学知识书写实验报告。

本书适用于高职高专临床医学、护理、助产、药学、康复及医学类其他相关专业，也适用于中职医学类相关专业。本书编写过程中，我们参考了大量文献资料，收集了许多图片，在此一并致谢。

崔玉发

2015年12月

目　录

实验报告一　细胞和组织的适应、损伤与修复

<table>
<tr><td>实验目的</td><td>1. 会识别大体样本：肥大、萎缩、增生、化生、变性、坏死的病变特征。
2. 会镜下观察：肥大、增生、化生、变性、坏死、肉芽组织和病变特征。</td></tr>
<tr><td>实验材料</td><td>一、大体标本
1. 肥大(高血压之心脏)
2. 萎缩(肾、脑)
3. 增生(子宫内膜增生、前列腺增生)
4. 化生(模式图)
5. 脂肪变性(肝)
6. 坏死(脾、肾、脑)
7. 干性坏疽(足)
二、病理组织切片
1. 心肌肥大
2. 增生(子宫内膜增生、前列腺增生)
3. 化生(呼吸道、食管)
4. 肾小管上皮细胞水肿
5. 肝细胞气球样变
6. 玻璃样变性(脾中央动脉)
7. 肝脂肪变性
8. 凝固性坏死(肾梗死)
9. 肉芽组织</td></tr>
</table>

实验内容及方法

一、大体标本（写出肉眼所见病理变化特征）

1. 心肌肥大

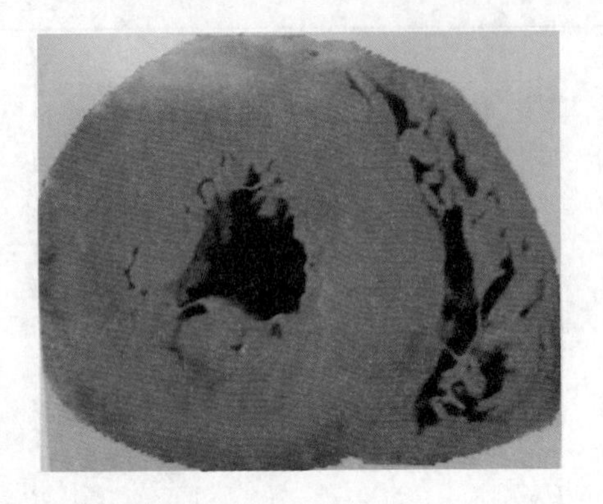

2. 萎缩

（1）肾压迫性萎缩

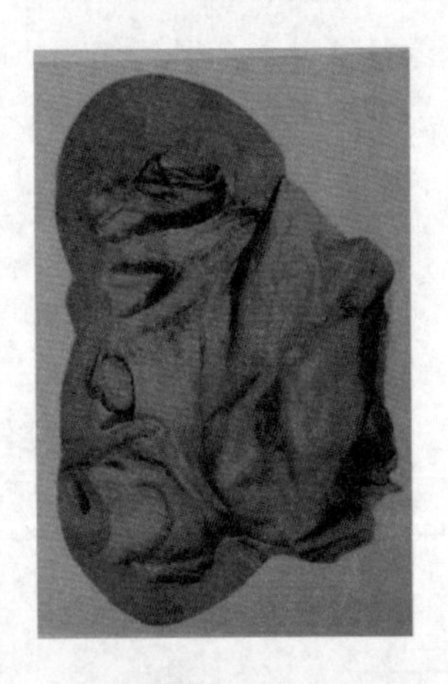

（2）脑萎缩

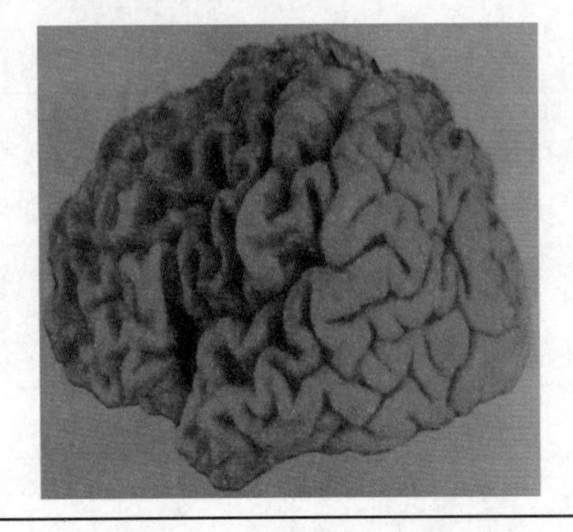

3. 增生

（1）子宫内膜增生

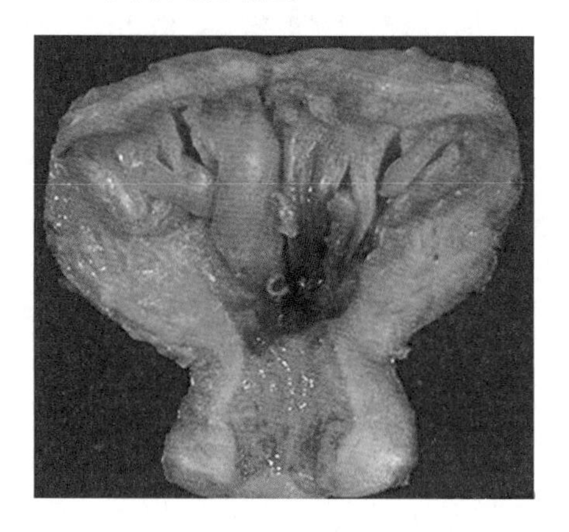

（2）前列腺增生

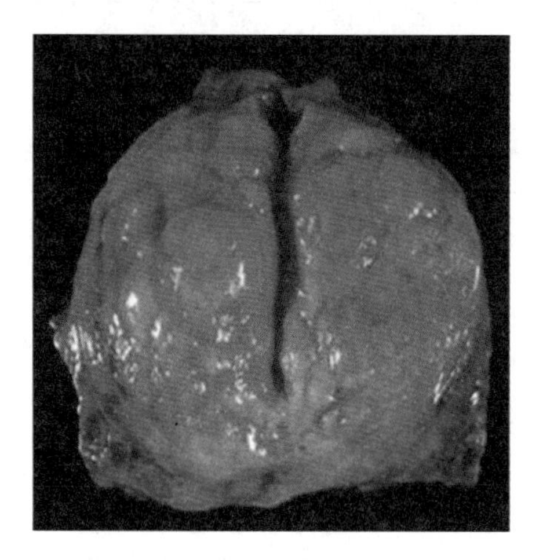

4. 观察化生模式

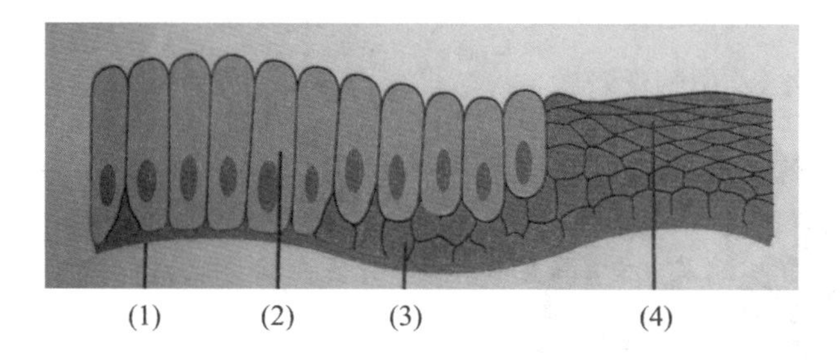

填图：

（1）＿＿＿＿＿＿＿＿ （2）＿＿＿＿＿＿＿＿

（3）＿＿＿＿＿＿＿＿ （4）＿＿＿＿＿＿＿＿

5. 肝脂肪变性

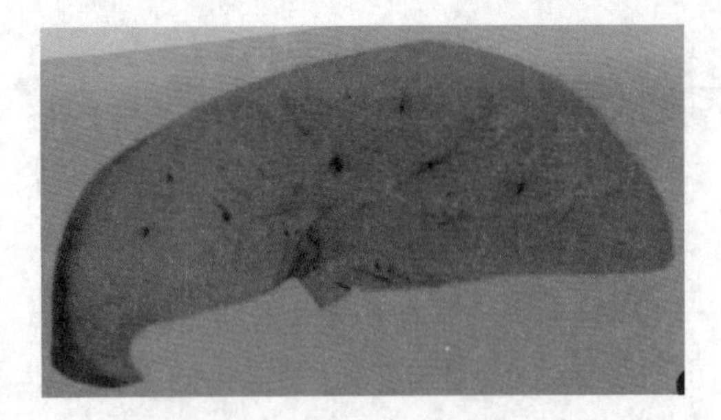

6. 坏死

(1) 脾凝固性坏死

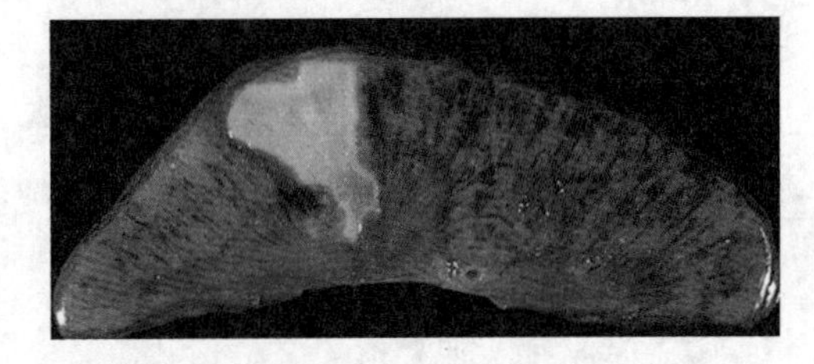

(2) 肾干酪样坏死

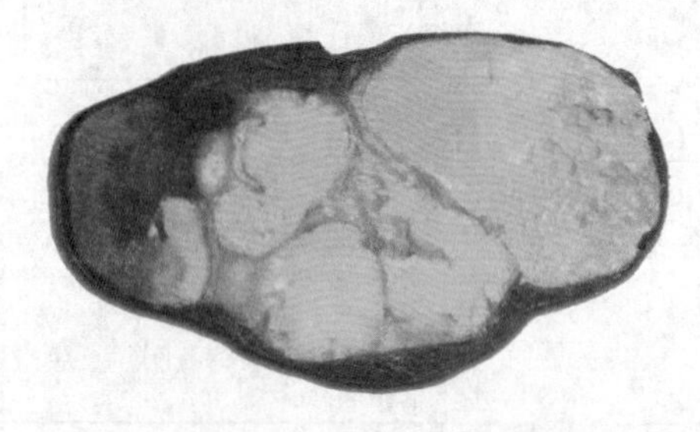

(3) 脑液化性坏死(乙型脑炎)

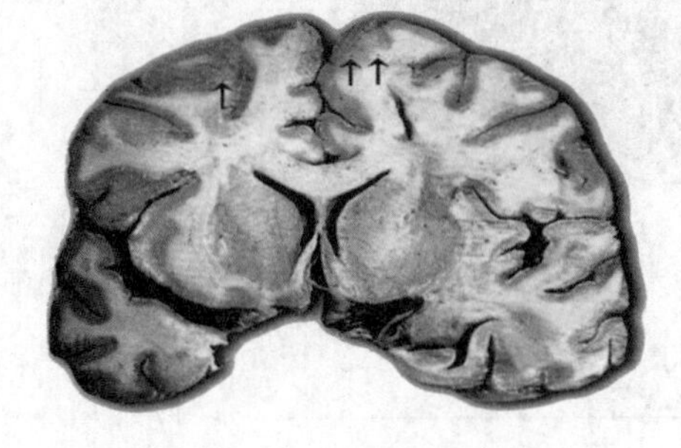

7. 干性坏疽(足)

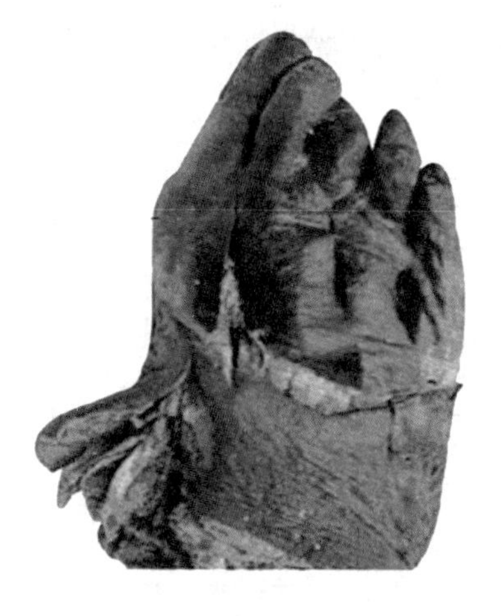

二、病理组织切片(写出镜下所见病理变化特征)

1. 心肌肥大

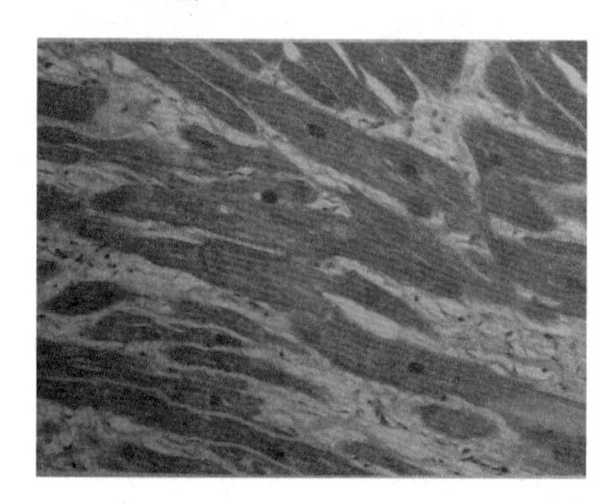

2. 增生

(1) 子宫内膜增生

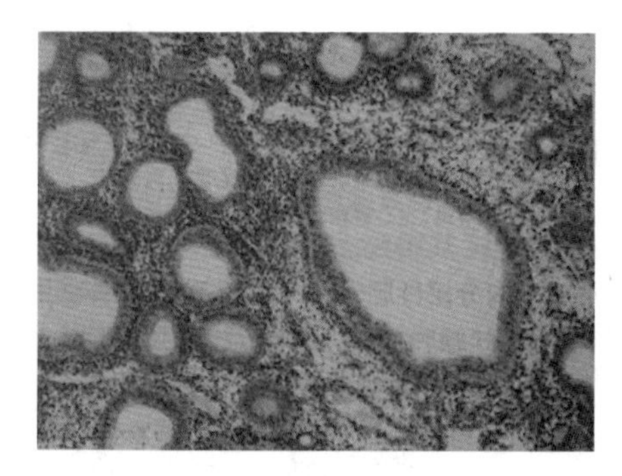

（2）前列腺增生

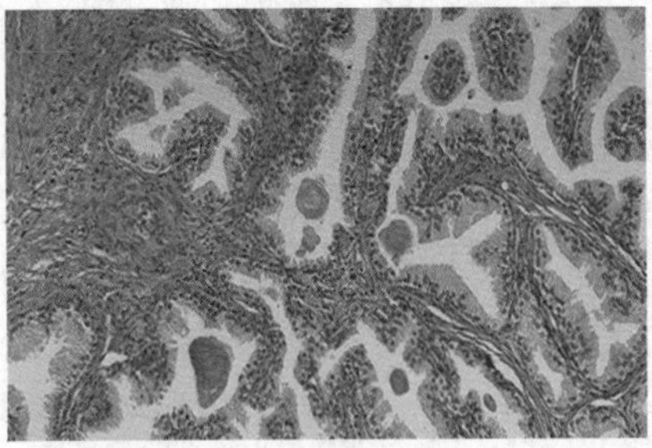

3. 化生

（1）呼吸道鳞状上皮化生

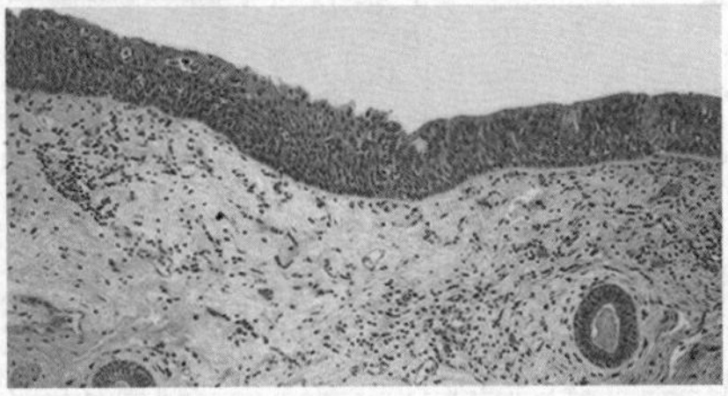

（2）食管黏膜鳞状上皮化生为柱状上皮

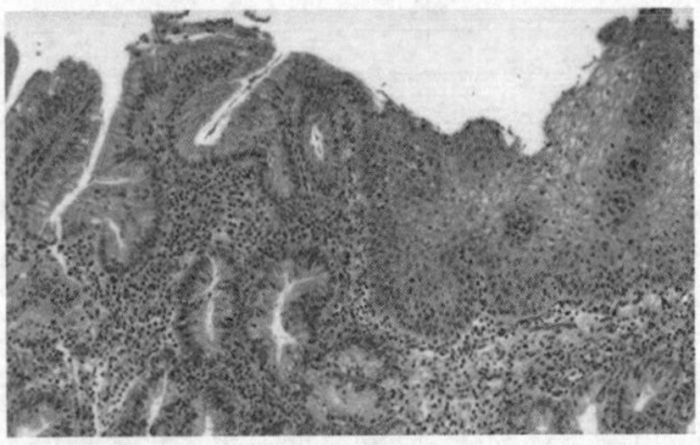

4. 肾小管上皮细胞水肿

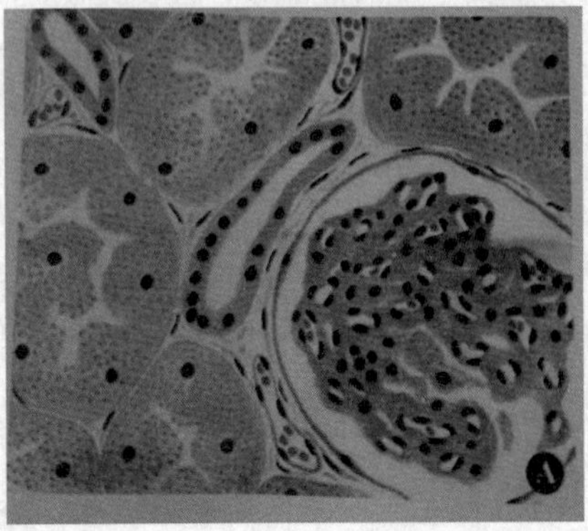

5. 肝细胞气球样变

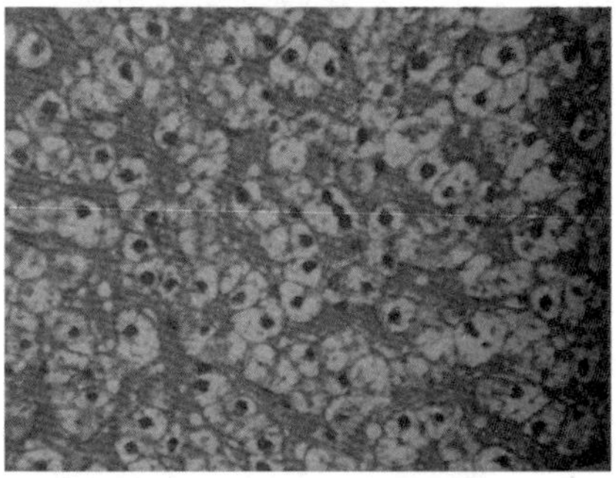

6. 玻璃样变性(脾中央动脉)

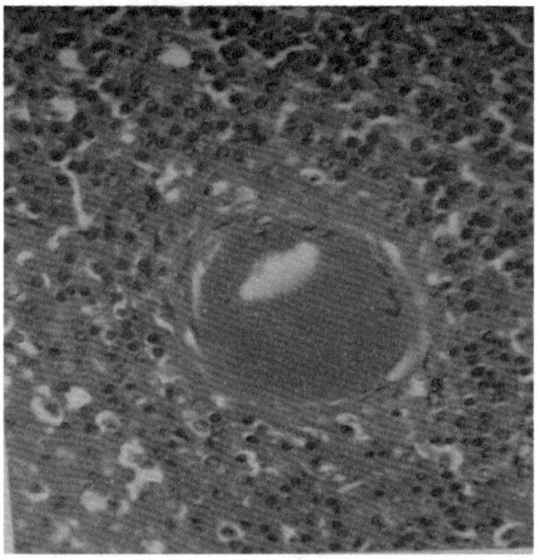

7. 肝脂肪变性

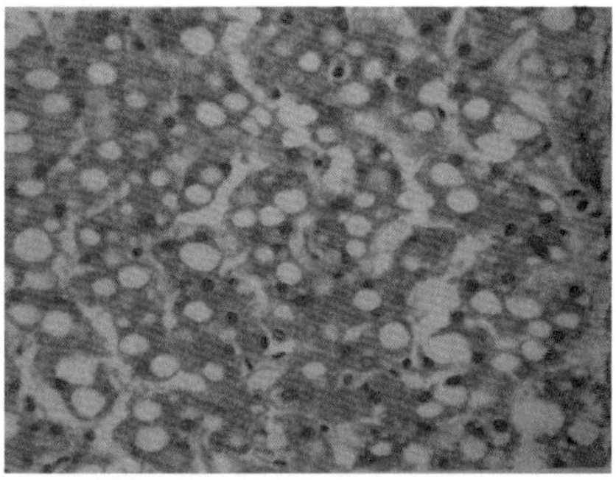

8. 凝固性坏死(肾梗死)

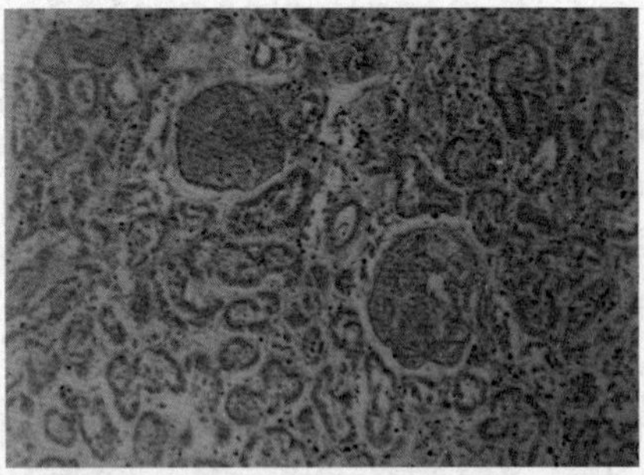

9. 肉芽组织

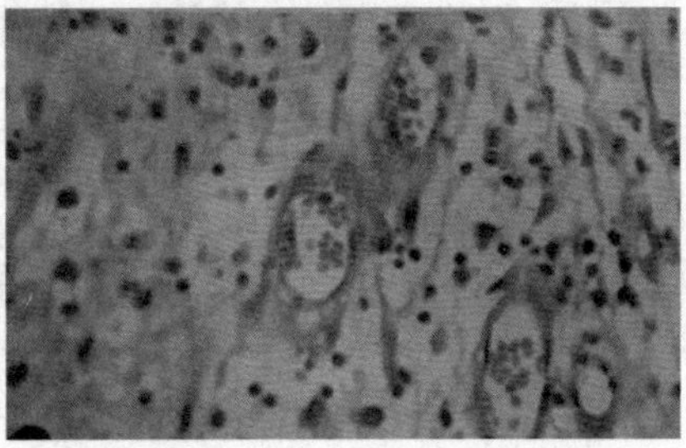

实验报告二　局部血液循环障碍

<table>
<tr><td>实验目的</td><td>1. 会识别大体标本淤血、梗死的病变特征。
2. 会镜下观察淤血、混合血栓、梗死的病变特征。</td></tr>
<tr><td>实验材料</td><td>一、大体标本
1. 慢性肺淤血
2. 慢性肝淤血
3. 混合血栓
4. 肺出血性梗死
二、病理组织切片
1. 慢性肺淤血
2. 慢性肝淤血
3. 混合血栓
4. 肾贫血性梗死
5. 肺出血性梗死</td></tr>
<tr><td colspan="2">实验内容及方法

一、大体标本(写出肉眼所见病理改变特征)
1. 慢性肺淤血 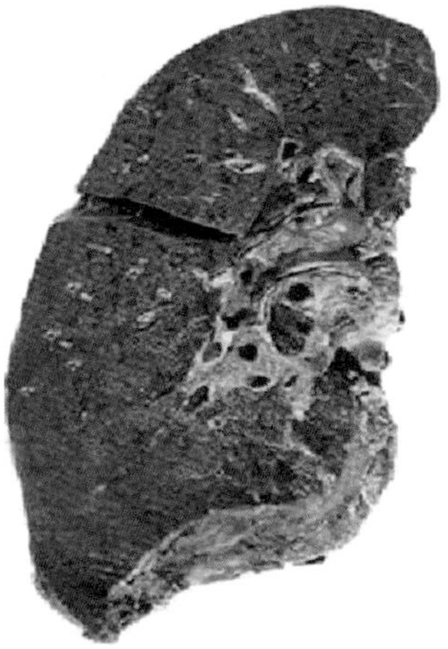</td></tr>
</table>

2. 慢性肝淤血

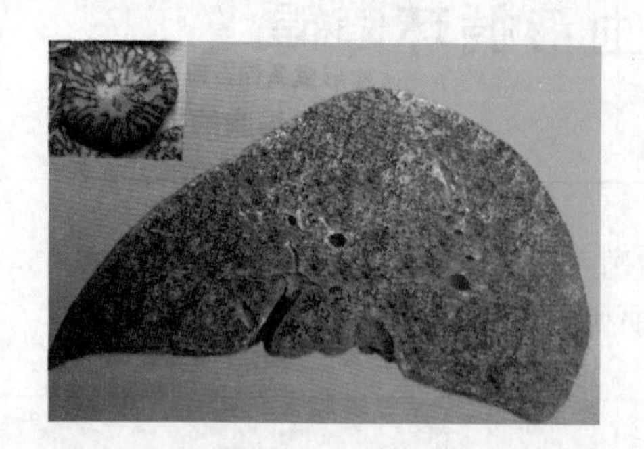

3. 混合血栓

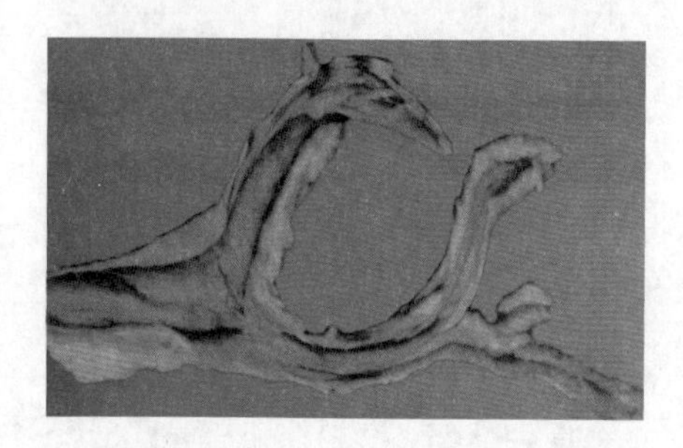

4. 肺出血性梗死

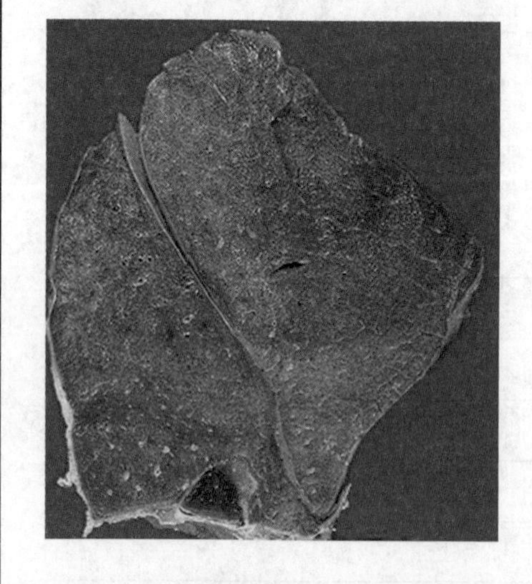

二、病理组织切片（写出镜下所见病理改变特征）

1. 慢性肺淤血

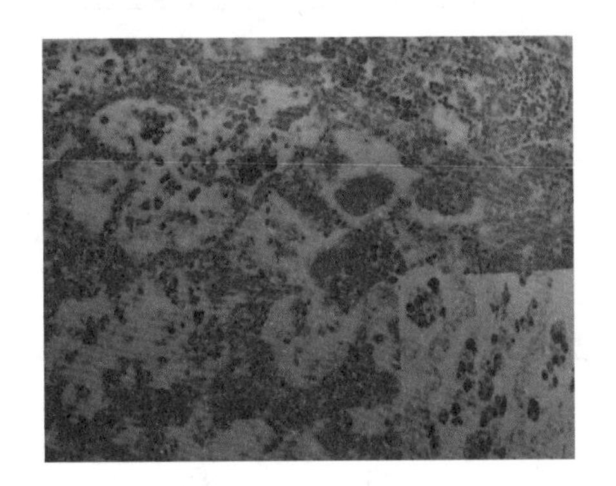

2. 慢性肝淤血

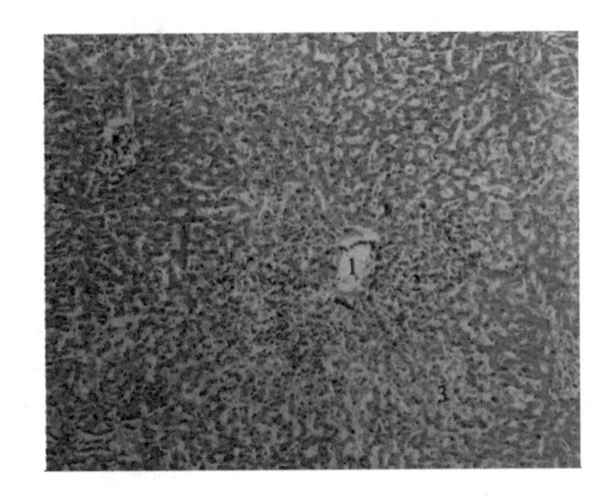

3. 混合血栓

4. 肾贫血性梗死

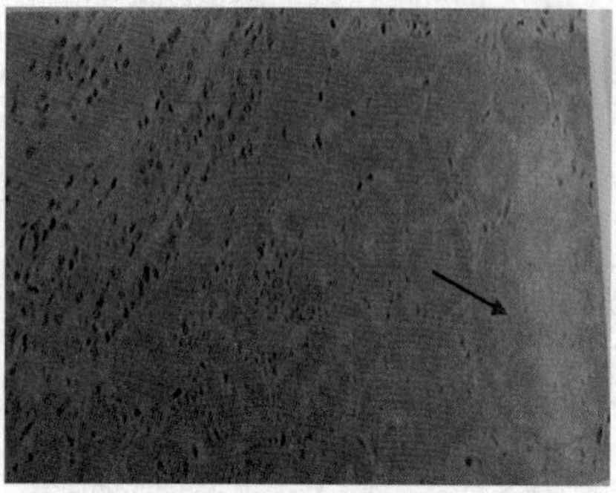

5. 肺出血性梗死

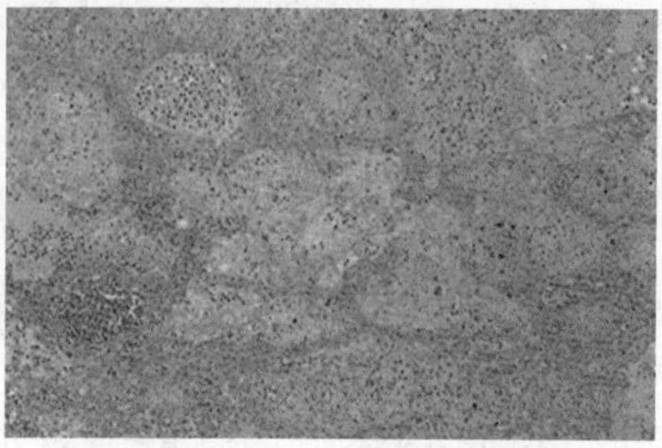

实验报告三　炎症

<table>
<tr><td>实验目的</td><td>1. 能肉眼辨认纤维素性炎、化腔性炎、脓肿和炎性息肉等大体标本的病变特征。
2. 会镜下观察各种炎细胞的形态以及化脓性阑尾炎的病变特征。</td></tr>
<tr><td>实验材料</td><td>一、大体标本
1. 纤维素性胸膜炎(绒毛心)
2. 化脓性阑尾炎
3. 肺脓肿
4. 炎性息肉
二、病理组织切片
1. 各种炎细胞
2. 化脓性阑尾炎</td></tr>
</table>

实验内容及方法

一、大体标本(写出肉眼所见病理改变特征)

1. 纤维素性胸膜炎(绒毛心)

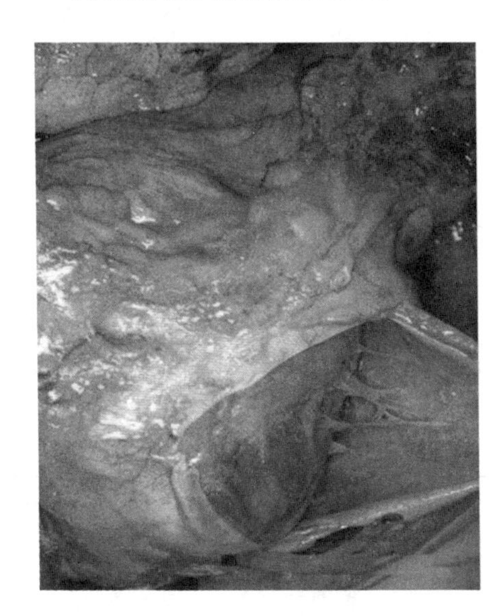

2. 化脓性阑尾炎

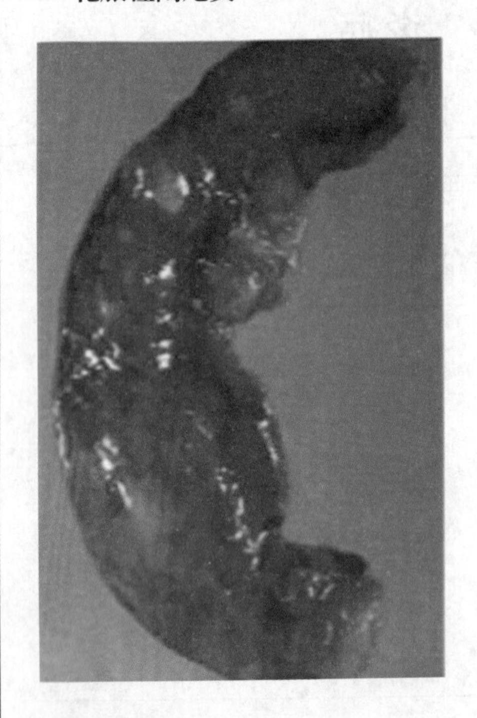

3. 肺脓肿

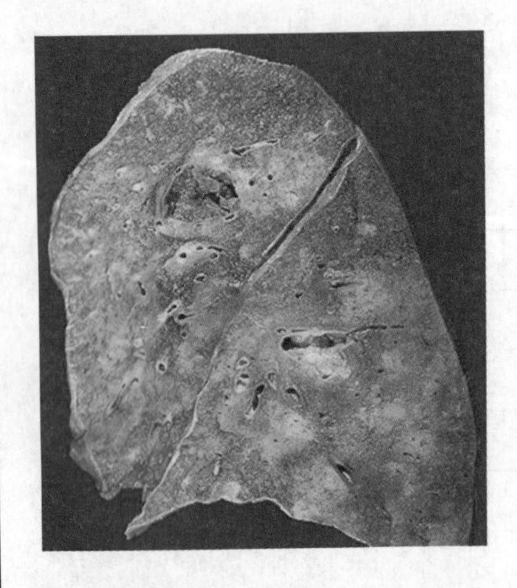

4. 炎性息肉

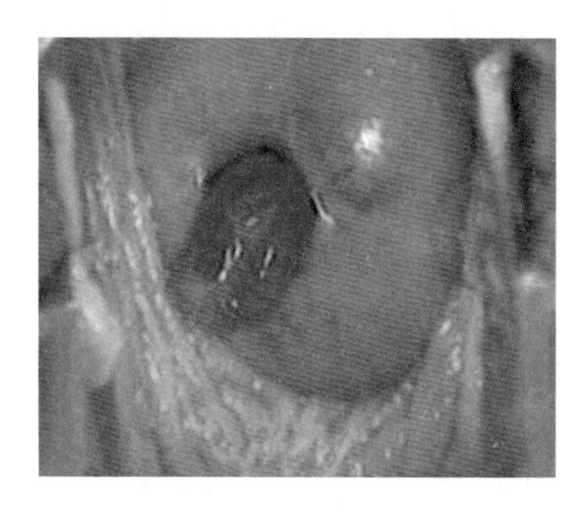

二、病理组织切片

1. 各种炎细胞(写出镜下所见各种炎细胞形态特征)

(1) 中性粒细胞

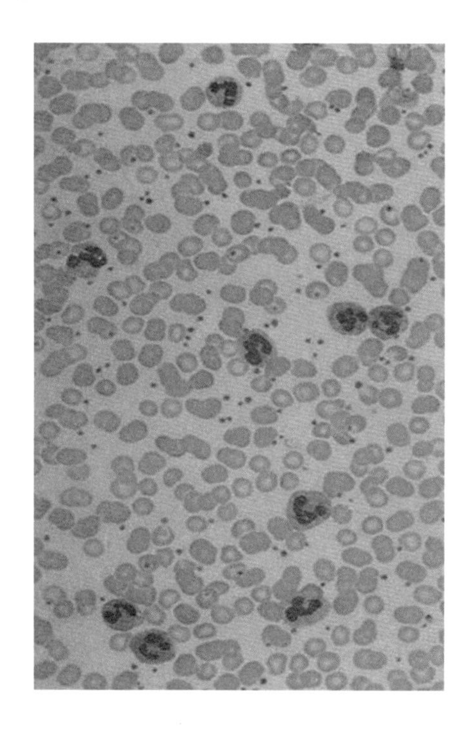

(2) 单核/巨噬细胞

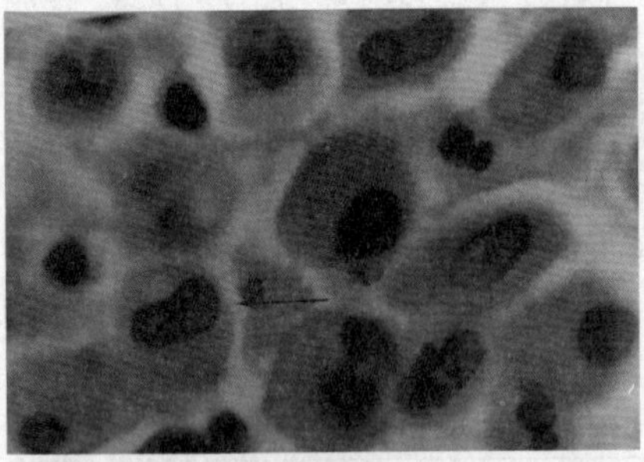

(3) 嗜酸粒细胞

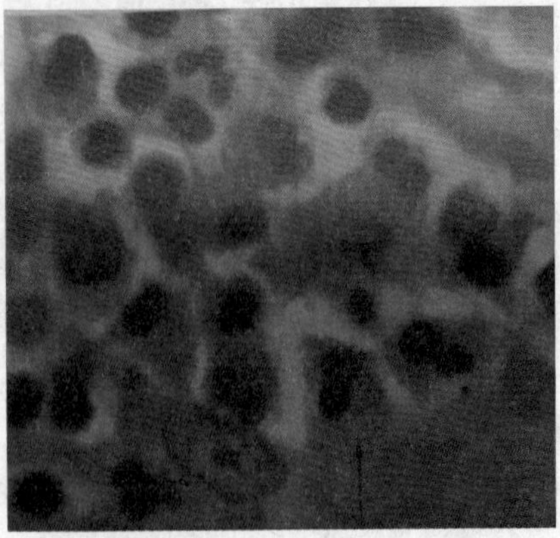

(4) 淋巴细胞

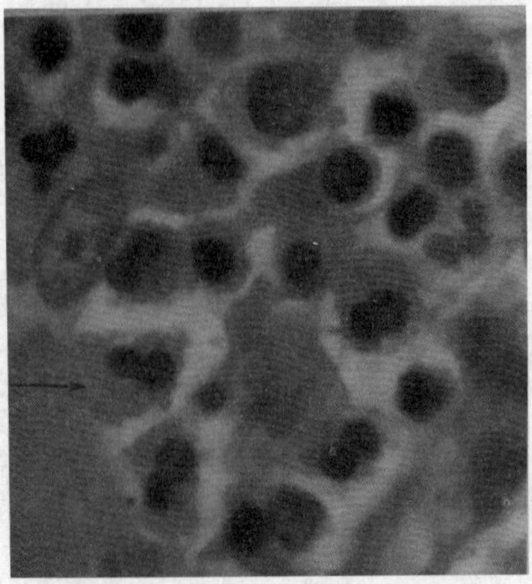

(5) 浆细胞

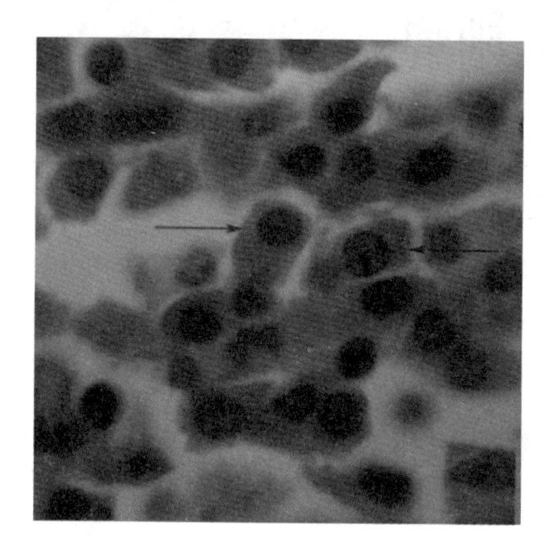

2. 化脓性阑尾炎(写出镜下所见病理变化特征)

(1) 低倍镜下所见

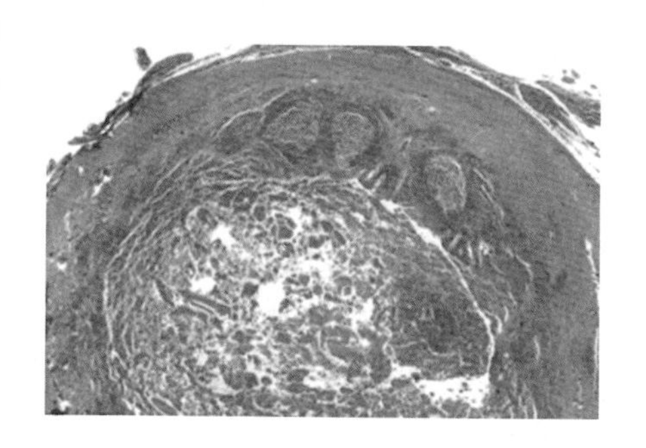

(2) 高倍镜下所见(肌层)

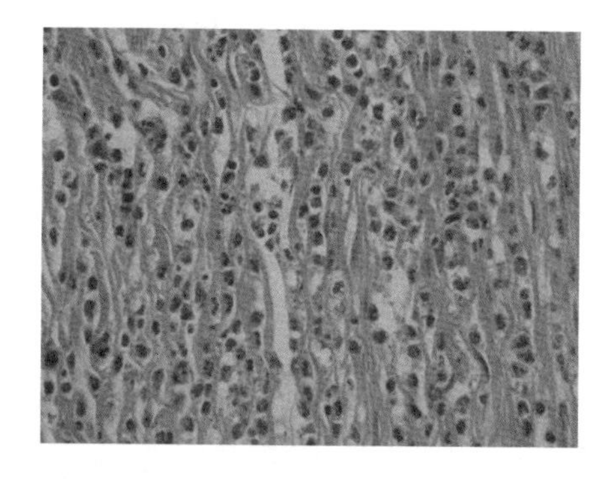

实验报告四　肿瘤

实验目的	1. 能识别脂肪瘤、甲状腺滤泡性腺瘤、纤维肉瘤、结肠癌、食管癌、乳腺癌、肺癌大体标本的形态变化。 2. 能观察脂肪瘤、甲状腺滤泡性腺瘤、纤维肉瘤、结肠癌、鳞状细胞癌、移行性细胞癌的镜下病变特点。
实验材料	**一、大体标本** 1. 脂肪瘤 2. 甲状腺滤泡性腺瘤 3. 纤维肉瘤 4. 结肠癌 5. 食管鳞状细胞癌 6. 乳腺癌 7. 肺癌 **二、病理组织切片** 1. 脂肪瘤 2. 甲状腺滤泡性腺瘤 3. 纤维肉瘤 4. 结肠癌 5. 食管鳞状细胞癌 6. 膀胱移行性细胞癌

实验内容及方法

一、大体标本(写出肉眼所见病理变化特征)

1. 脂肪瘤

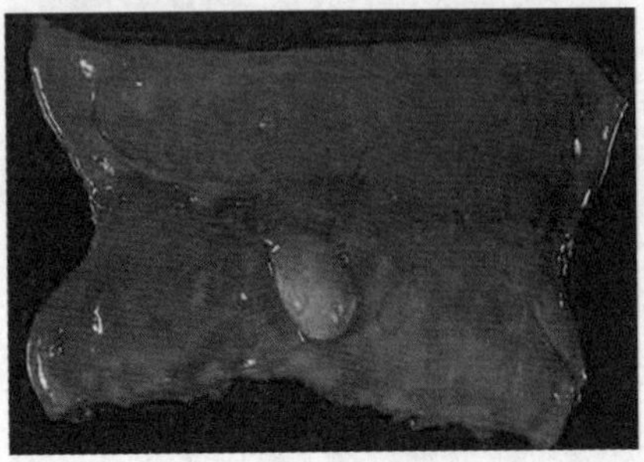

2. 甲状腺滤泡性腺瘤

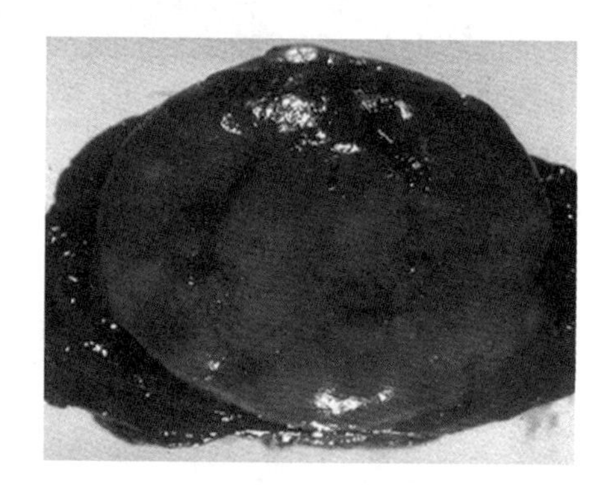

3. 纤维肉瘤

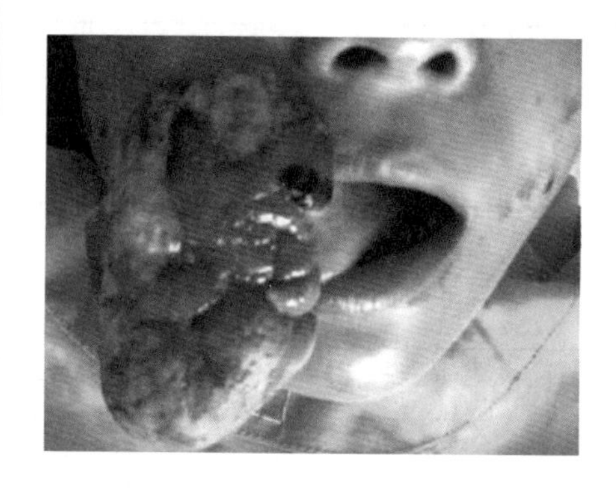

4. 结肠癌

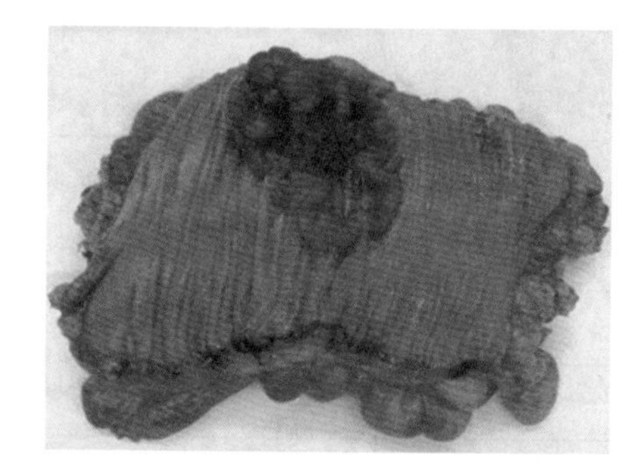

5. 食管鳞状细胞癌

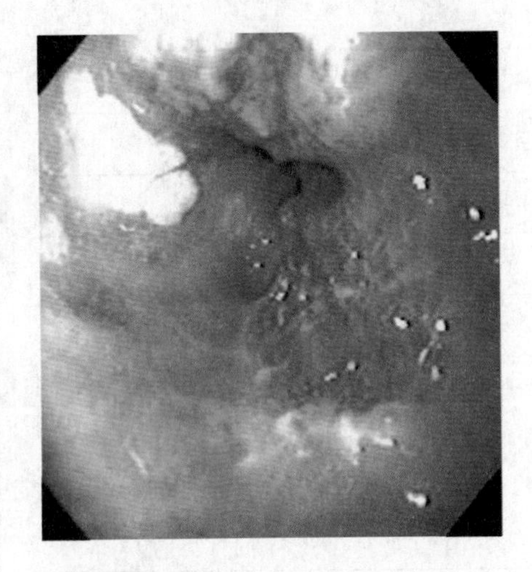

6. 乳腺癌

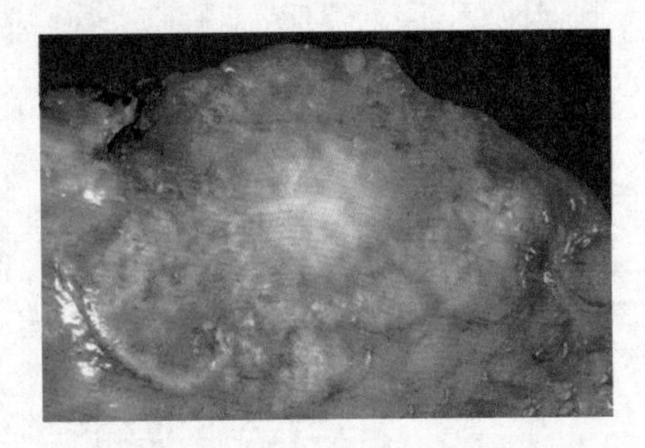

7. 肺癌

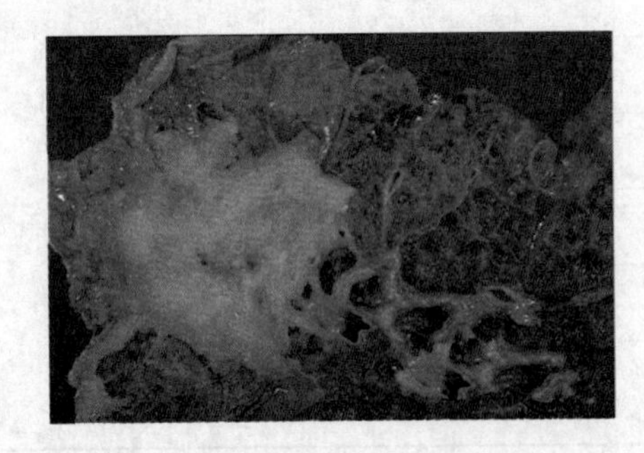

二、病理组织切片（写出镜下所见病理变化特征）

1. 脂肪瘤

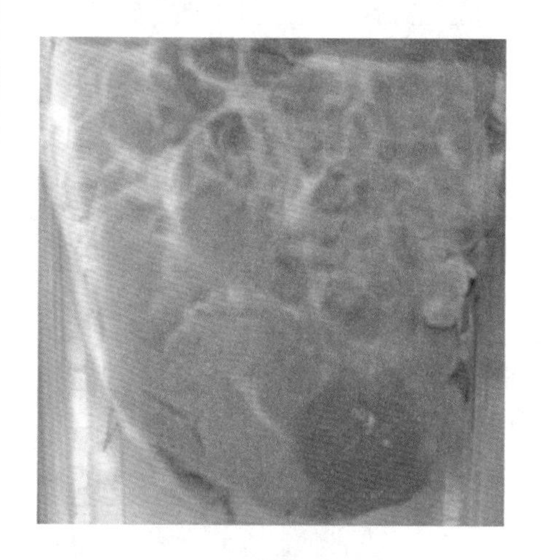

2. 甲状腺滤泡性腺瘤

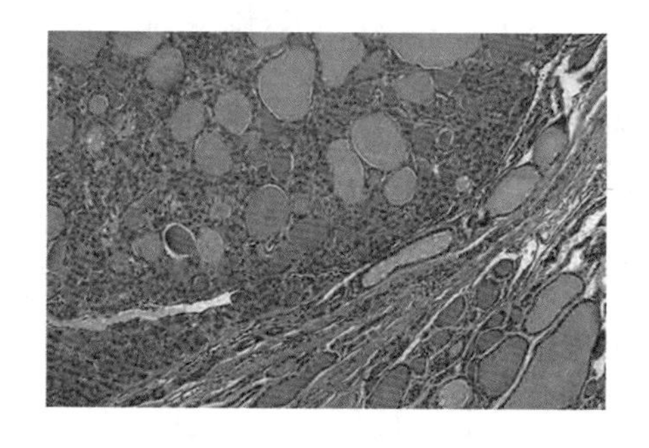

3. 纤维肉瘤

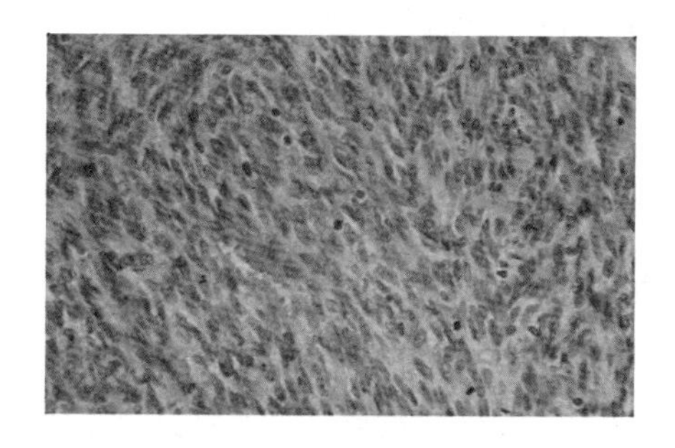

4. 结肠癌

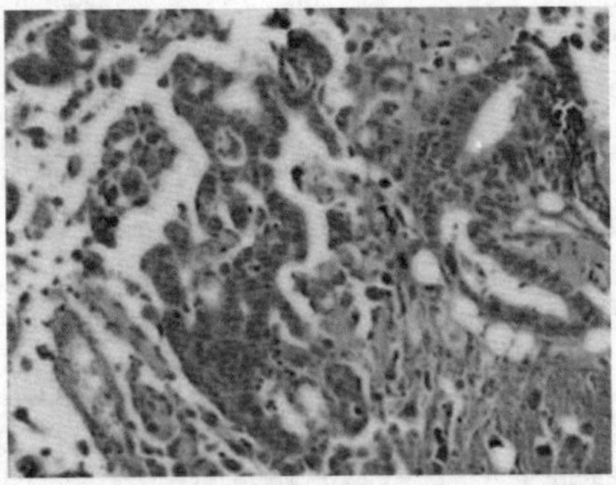

5. 食管鳞状细胞癌

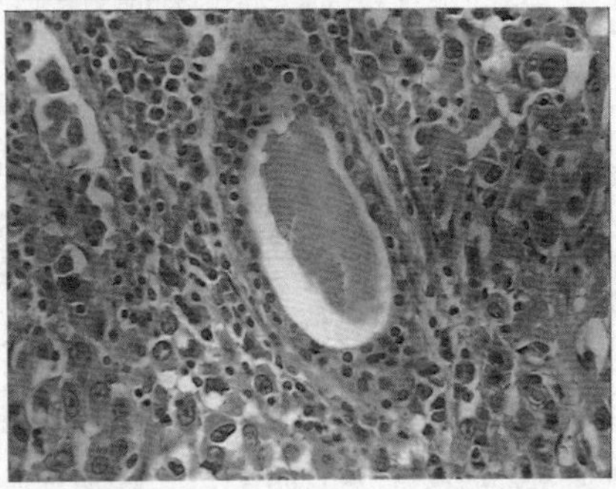

6. 膀胱移行性细胞癌

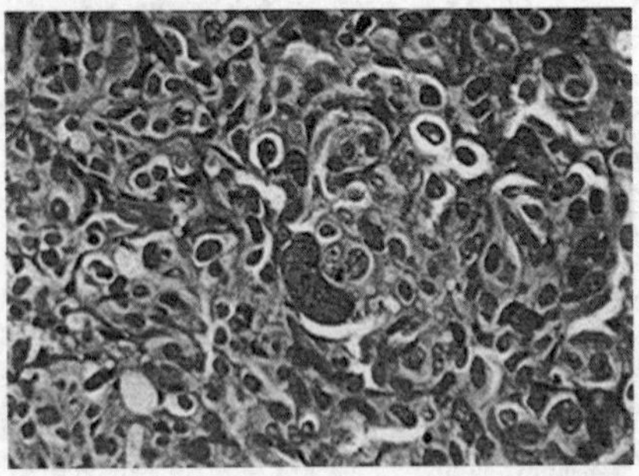

实验报告五　心血管系统疾病

<table>
<tr><td>实验目的</td><td>1. 能用肉眼识别风湿性心内膜炎、风湿性心瓣膜病、高血压脑出血、动脉粥样硬化、心肌梗死等大体标本的病变特征。
2. 能光镜下观察风湿性心肌炎、动脉粥样硬化的病变特征。</td></tr>
<tr><td>实验材料</td><td>一、大体标本
1. 急性风湿性心内膜炎
2. 慢性风湿性心瓣膜病
3. 高血压脑出血
4. 主动脉粥样硬化
5. 冠状动脉粥样硬化
6. 心肌梗死
7. 脑动脉粥样硬化
二、病理组织切片
1. 风湿性心肌炎
2. 动脉粥样硬化</td></tr>
<tr><td colspan="2">实验内容及方法
一、大体标本(写出肉眼所见病理变化特征)
1. 急性风湿性心内膜炎
____
____
____
____
____
______________________________</td></tr>
</table>

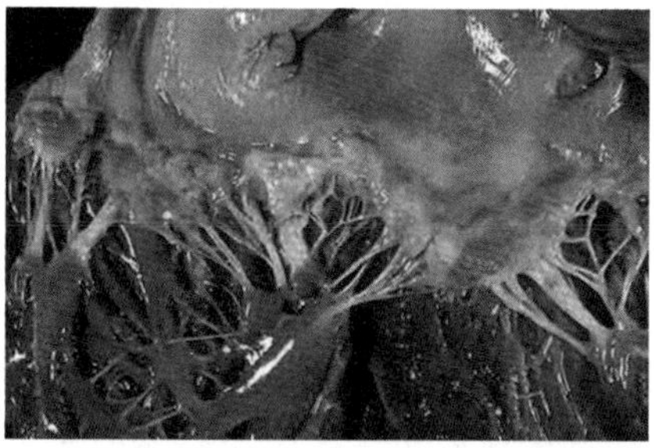

2. 慢性风湿性心瓣膜病

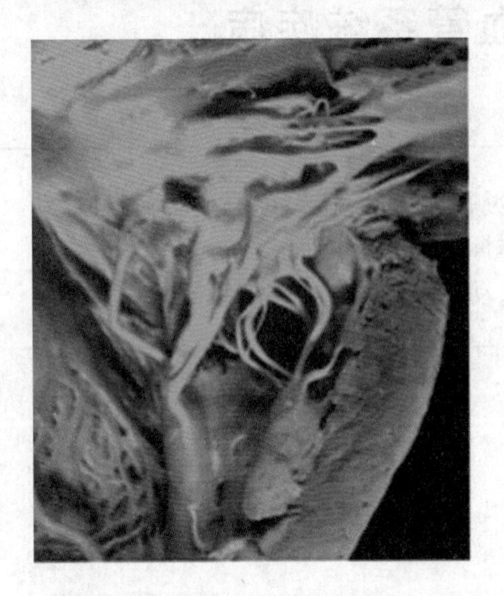

3. 高血压脑出血

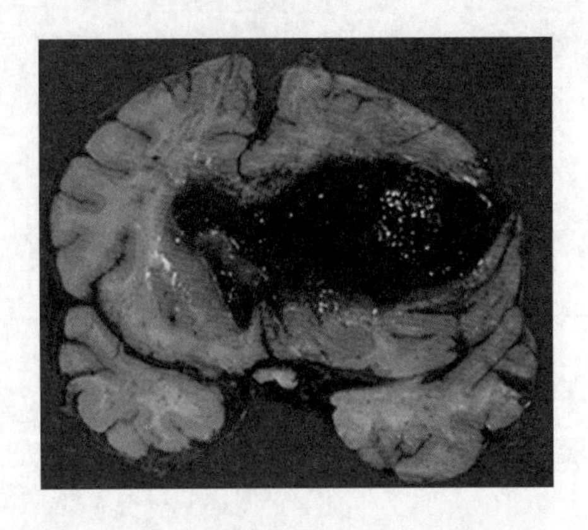

4. 主动脉粥样硬化

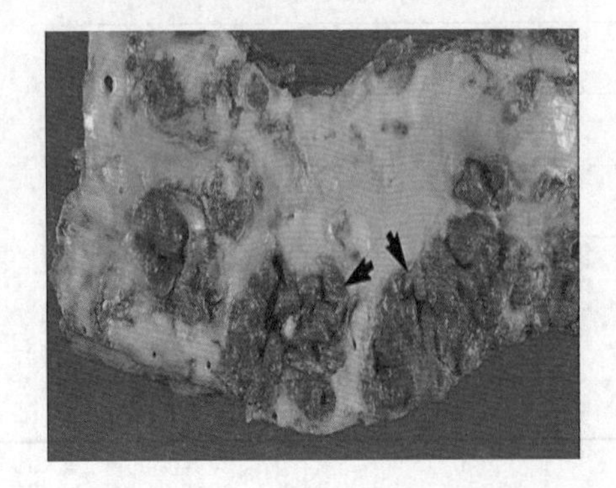

5. 冠状动脉粥样硬化

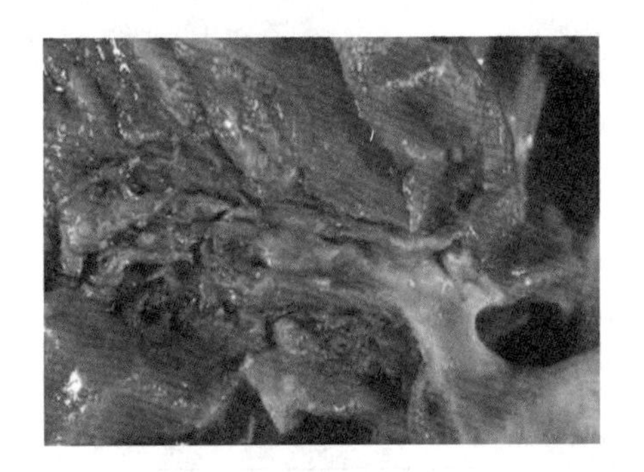

6. 心肌梗死

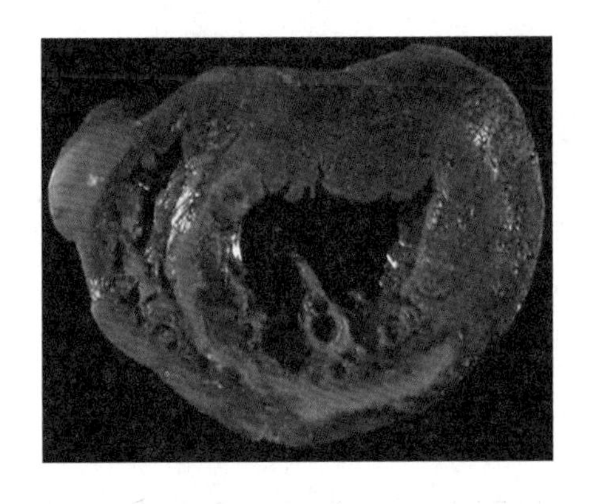

7. 脑动脉粥样硬化

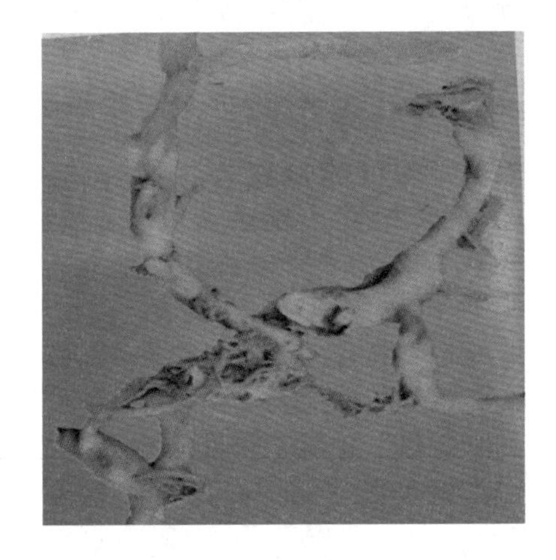

二、病理组织切片（写出镜下所见病理变化特征）

1. 风湿性心肌炎

（1）低倍镜下所见

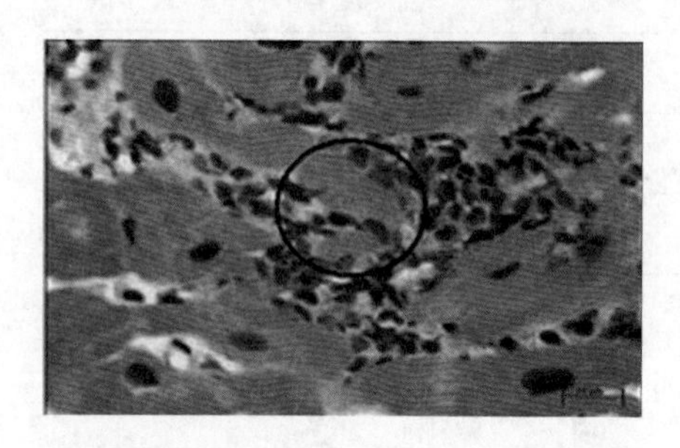

（2）高倍镜下所见

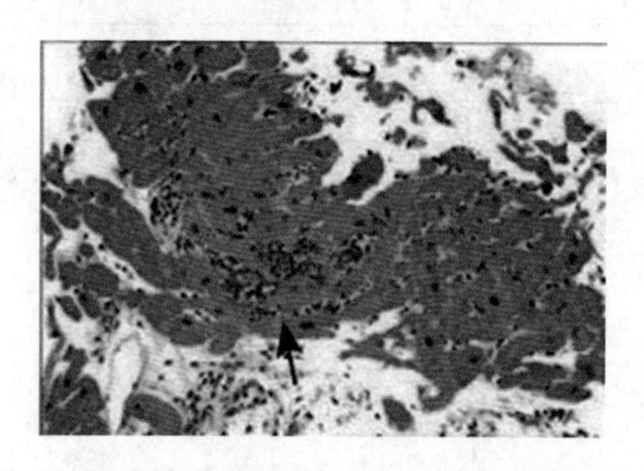

2. 动脉粥样硬化

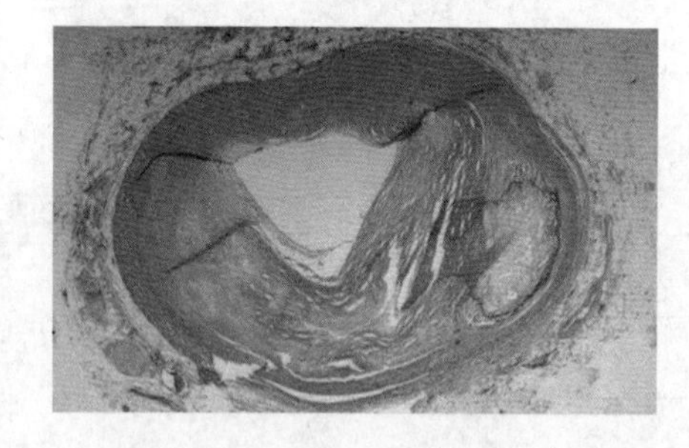

实验报告六　呼吸系统疾病

<table>
<tr><td>实验目的</td><td>1. 会识别大叶性肺炎、小叶性肺炎、肺气肿、硅肺肺气肿、大体标本的病变特征。
2. 会观察大叶性肺炎、小叶性肺炎、肺气肿、硅肺的镜下病变特点。</td></tr>
<tr><td>实验材料</td><td>一、大体标本
1. 大叶性肺炎(灰色肝样变期)
2. 小叶性肺炎
3. 肺气肿
4. 硅肺
二、病理组织切片
1. 大性叶肺炎(红色肝样变期、灰色肝样变期)
2. 小叶性肺炎
3. 肺气肿
4. 硅肺</td></tr>
</table>

实验内容及方法

一、大体标本(写出肉眼所见病理变化特征)

1. 大叶性肺炎(灰色肝样变期)

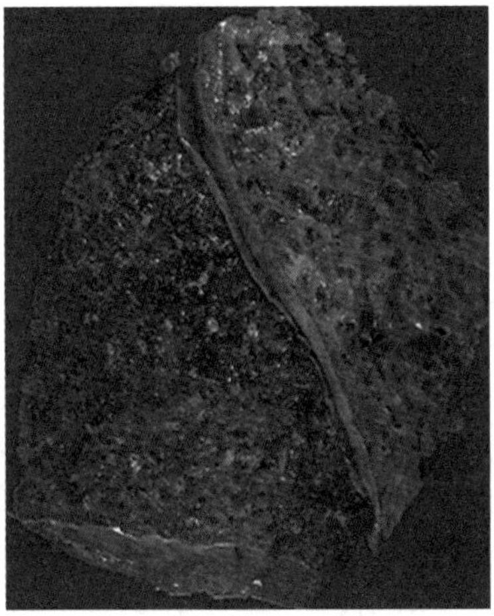

2. 小叶性肺炎

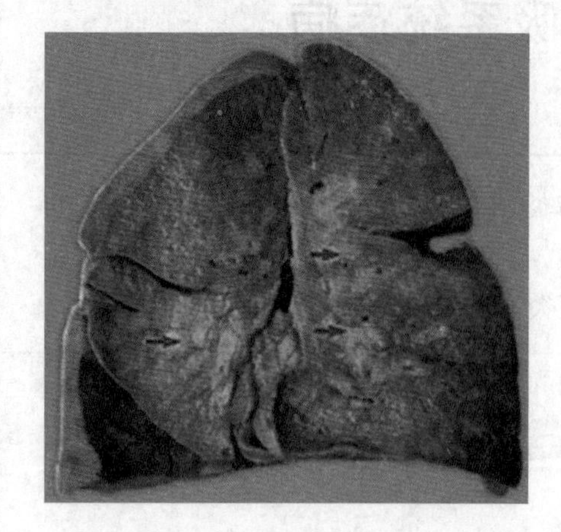

3. 肺气肿

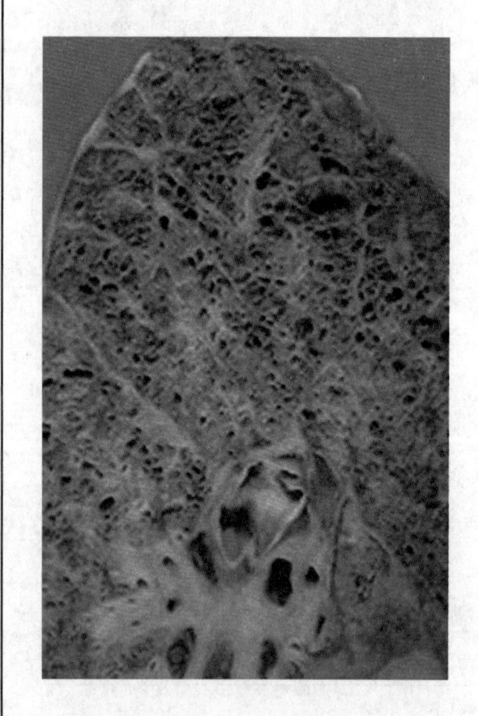

4. 硅肺

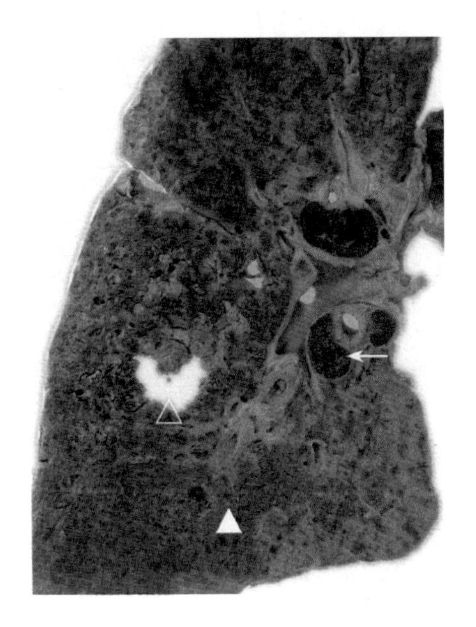

二、病理组织切片(写出镜下所见病理变化特征)

1. 大叶性肺炎

(1) 红色肝样变期

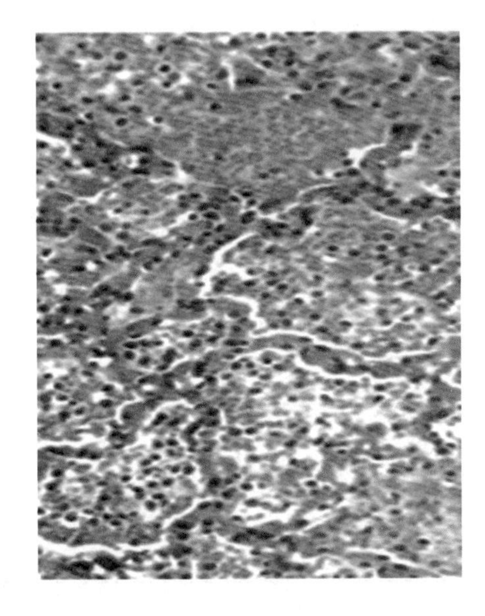

（2）灰色肝样变期

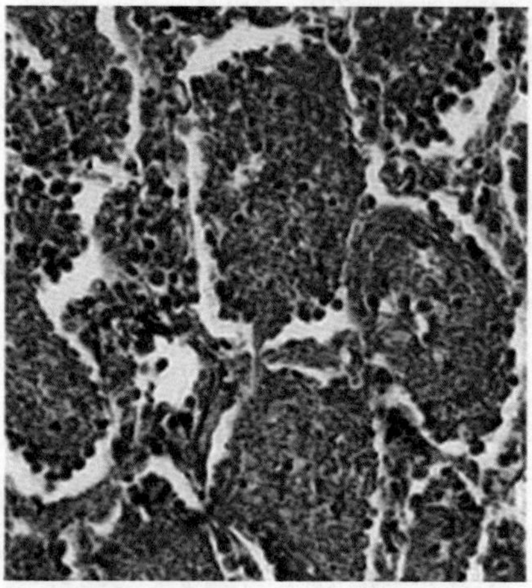

2. 小叶性肺炎

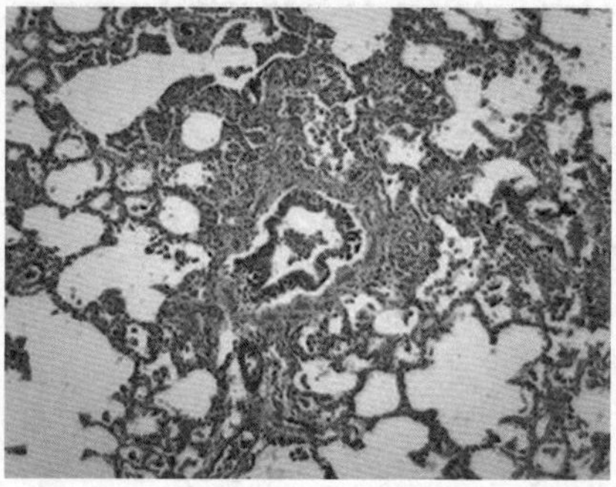

3. 肺气肿

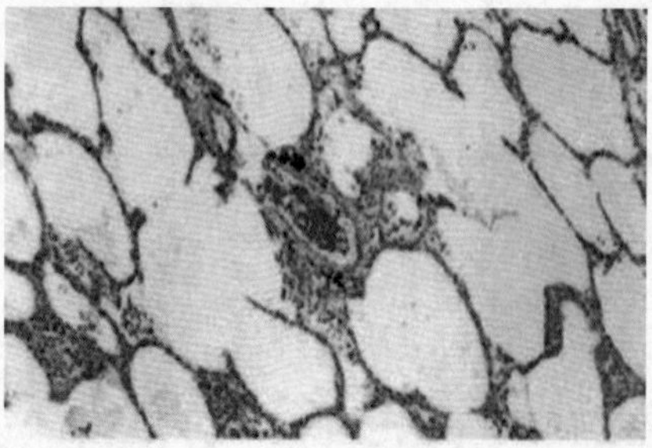

4. 硅肺

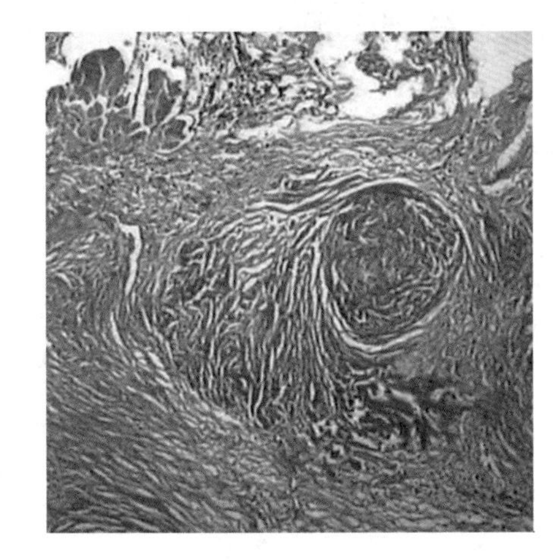

实验报告七　消化系统疾病

实验目的	1. 识别胃溃疡、肝炎、肝硬化大体标本的形态特征。 2. 观察慢性萎缩性胃炎、胃溃疡、肝炎、肝硬化的镜下病变特征。
实验材料	**一、大体标本** 1. 胃溃疡 2. 急性重型肝炎 3. 门脉性肝硬化 4. 坏死后性肝硬化 **二、病理组织切片** 1. 慢性萎缩性胃炎 2. 胃溃疡 3. 急性肝炎 4. 急性重型肝炎 5. 门脉性肝硬化 6. 坏死后性肝硬化

实验内容及方法

一、大体标本(写出肉眼所见病理变化特征)

1. 胃溃疡

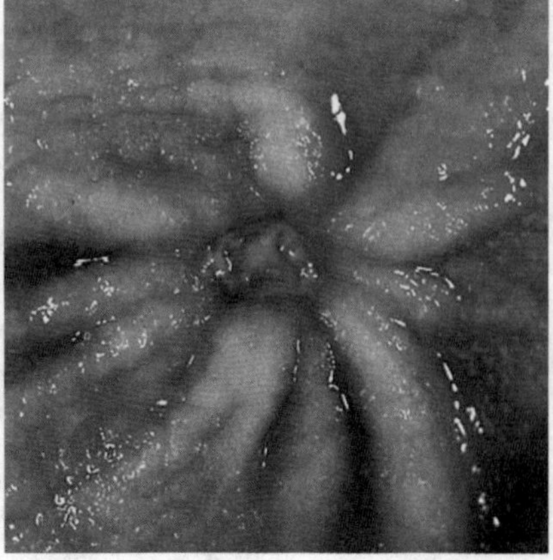

2. 急性重型肝炎

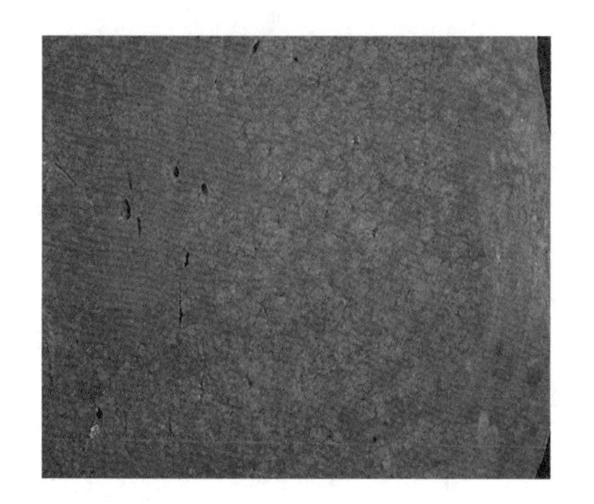

3. 门脉性肝硬化

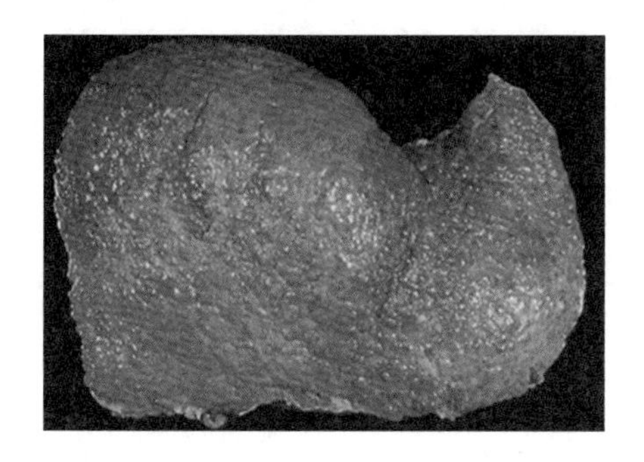

4. 坏死后性肝硬化

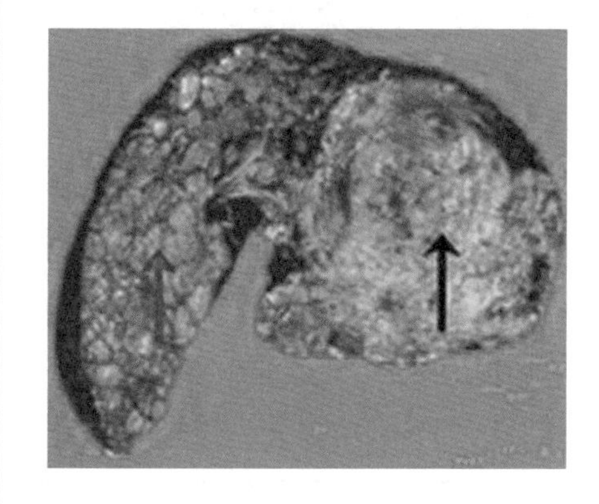

二、病理组织切片(写出镜下所见病理变化特征)

1. 慢性萎缩性胃炎

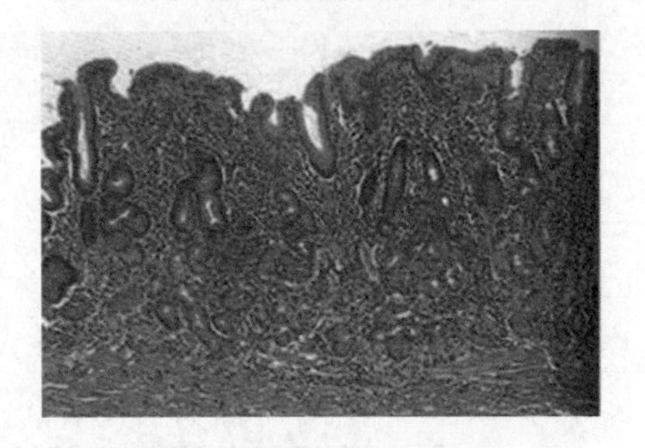

2. 胃溃疡

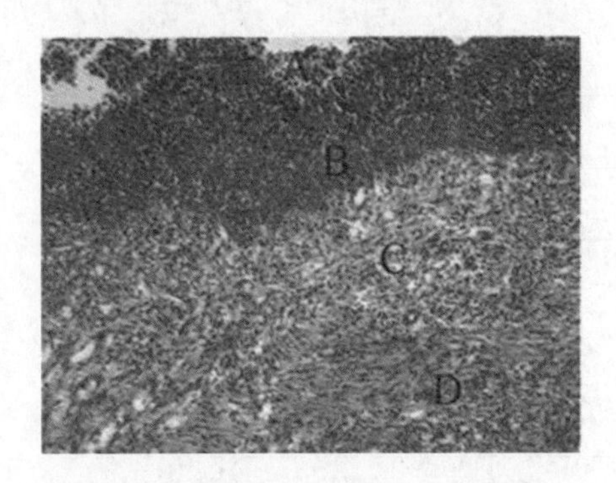

3. 急性肝炎

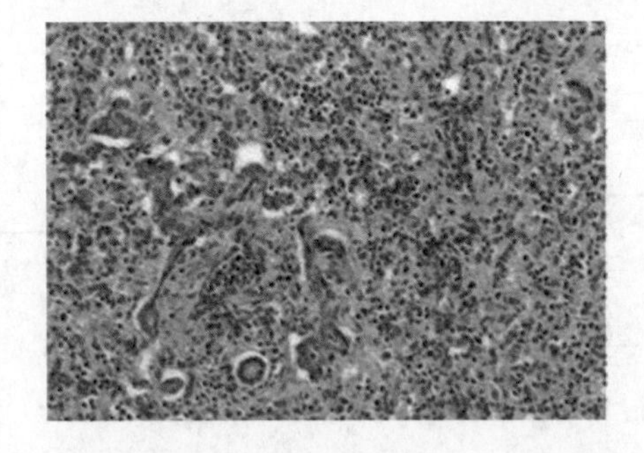

4. 急性重型肝炎

5. 门脉性肝硬化

6. 坏死后性肝硬化

实验报告八　泌尿系统疾病

实验目的	1. 会识别弥漫性毛细血管内增生性肾小球肾炎、弥漫性硬化性肾小球肾炎、慢性肾盂肾炎大体标本的病变特征。 2. 会观察弥漫性毛细血管内增生性肾小球肾炎、弥漫性硬化性肾小球肾炎、慢性肾盂肾炎的镜下特征。
实验材料	**一、大体标本** 1. 弥漫性毛细血管内增生性肾小球肾炎 2. 弥漫性硬化性肾小球肾炎 3. 慢性肾盂肾炎 **二、病理组织切片** 1. 弥漫性毛细血管内增生性肾小球肾炎 2. 弥漫性硬化性肾小球肾炎 3. 慢性肾盂肾炎

实验内容及方法

一、大体标本(写出肉眼所见病理变化特征)

1. 弥漫性毛细血管内增生性肾小球肾炎

2. 弥漫性硬化性肾小球肾炎

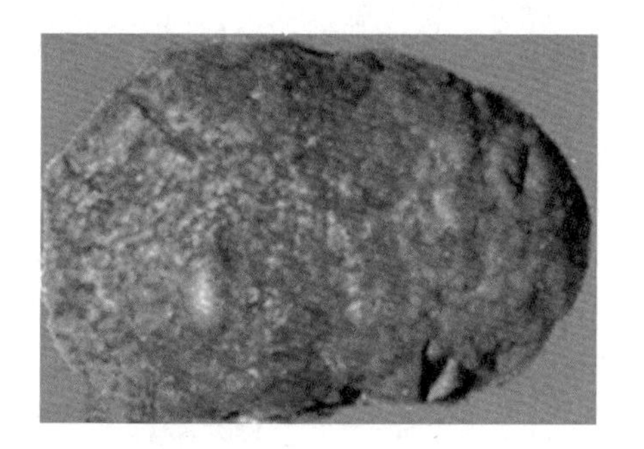

3. 慢性肾盂肾炎

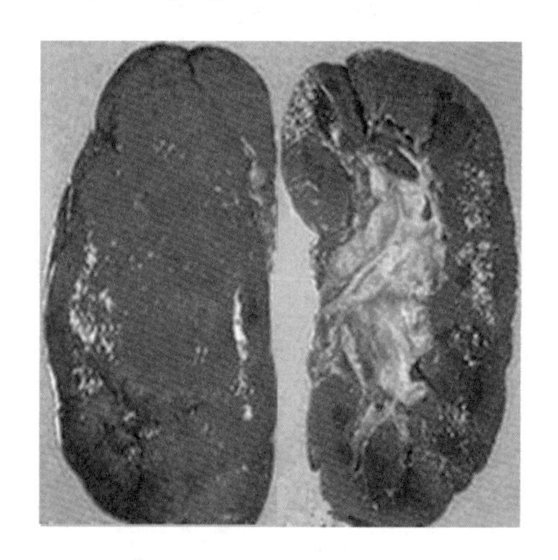

二、病理组织切片（写出镜下所见病理变化特征）

1. 弥漫性毛细血管内增生性肾小球肾炎

（1）低倍镜下所见

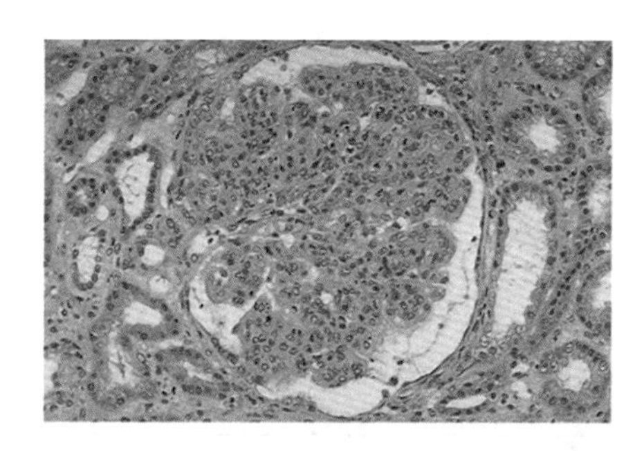

（2）高倍镜下所见

2. 弥漫性硬化性肾小球肾炎

（1）低倍镜下所见

（2）高倍镜下所见

3. 慢性肾盂肾炎

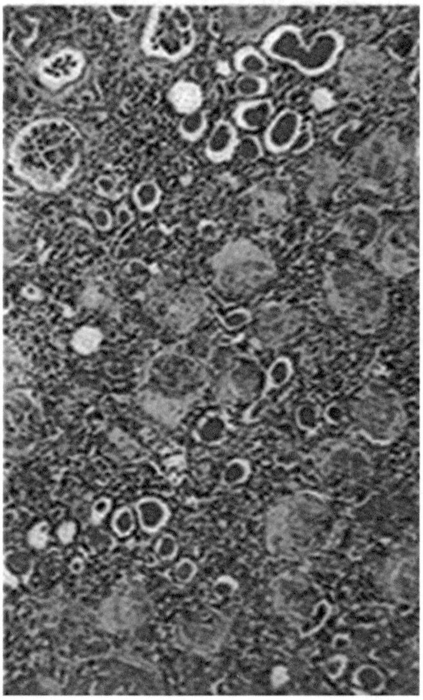

实验报告九　生殖系统与乳腺疾病

<table>
<tr><td>实验目的</td><td>1. 会识别子宫颈鳞状细胞癌、子宫腺肌病、子宫肌瘤、葡萄胎、乳腺癌、前列腺癌大体标本的病变特征。
2. 会观察子宫颈鳞状细胞癌、子宫腺肌病、子宫内膜增生、葡萄胎、乳腺癌、前列腺癌的镜下病变特征。</td></tr>
<tr><td>实验材料</td><td>一、大体标本
1. 子宫颈鳞状细胞癌
2. 子宫腺肌病
3. 子宫肌瘤
4. 葡萄胎
5. 乳腺癌
6. 前列腺癌
二、病理组织切片
1. 子宫颈鳞状细胞癌
2. 子宫腺肌病
3. 子宫内膜增生
4. 葡萄胎
5. 乳腺癌
6. 前列腺癌</td></tr>
</table>

实验内容及方法

一、大体标本（写出肉眼所见病理变化特征）

1. 子宫颈鳞状细胞癌

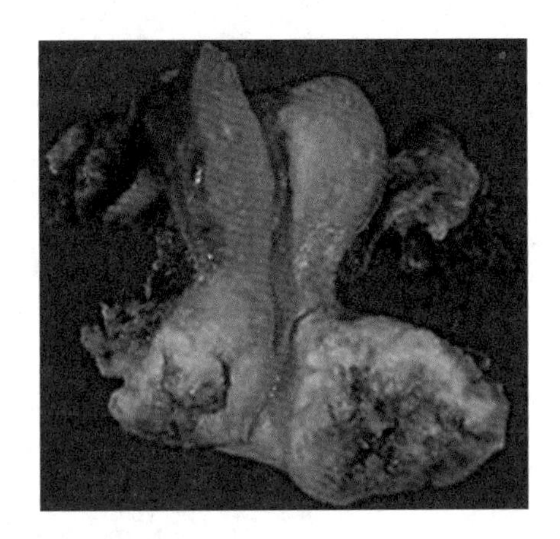

2. 子宫腺肌病

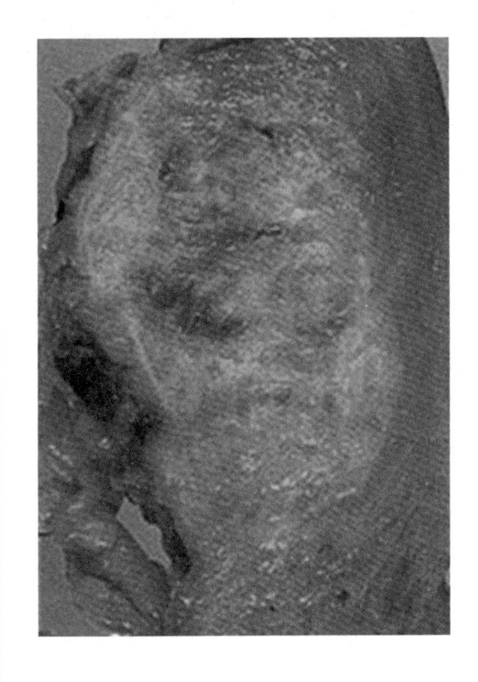

3. 子宫肌瘤

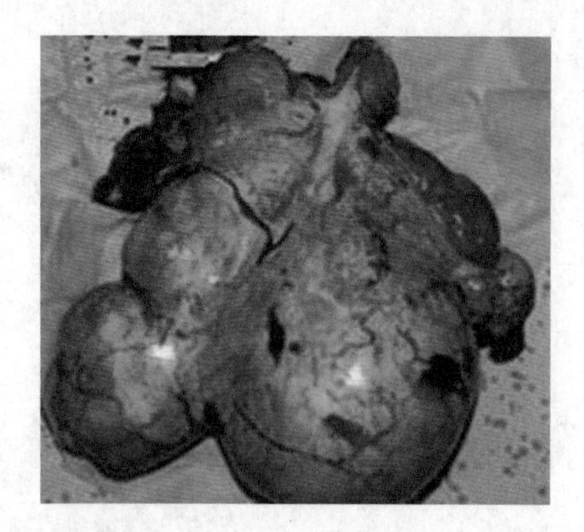

4. 葡萄胎

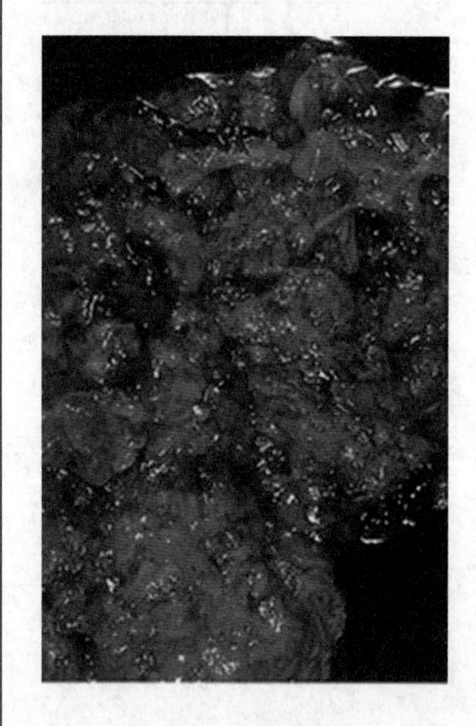

5. 乳腺癌

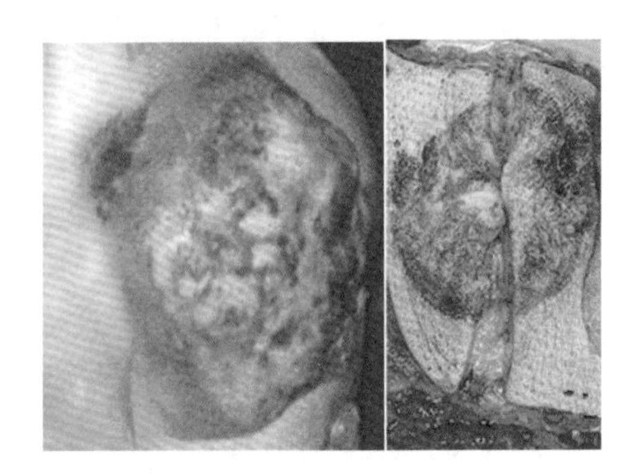

6. 前列腺癌

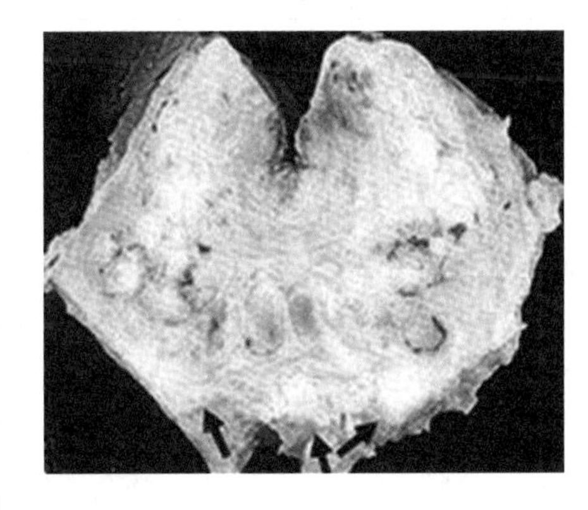

二、病理组织切片（写出镜下所见病理变化特征）

1. 子宫颈鳞状细胞癌

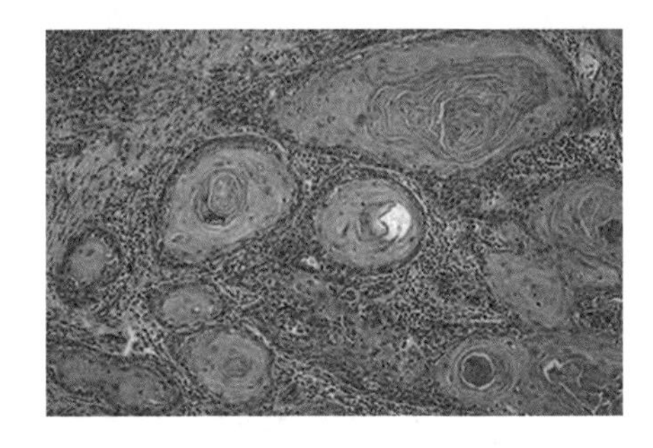

2. 子宫腺肌病

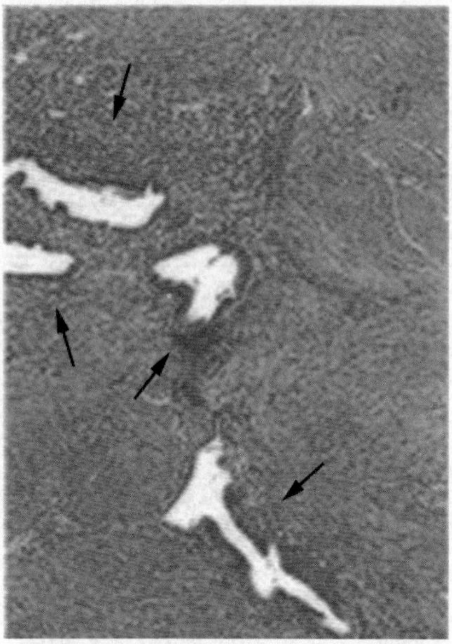

3. 子宫内膜增生

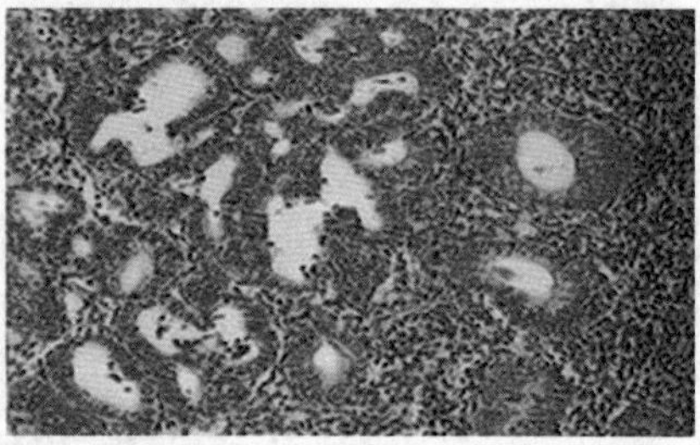

4. 葡萄胎

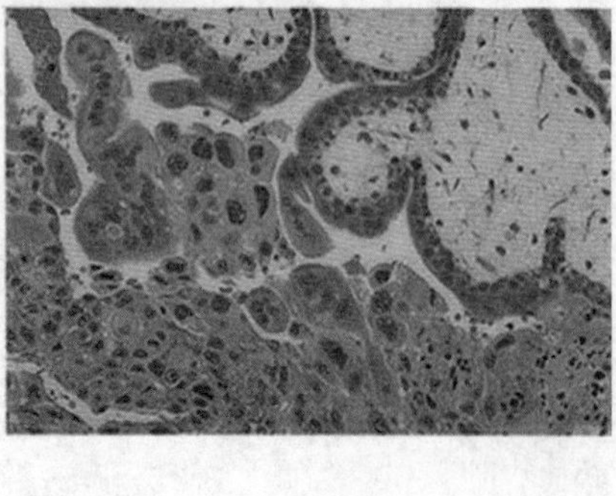

5. 乳腺癌

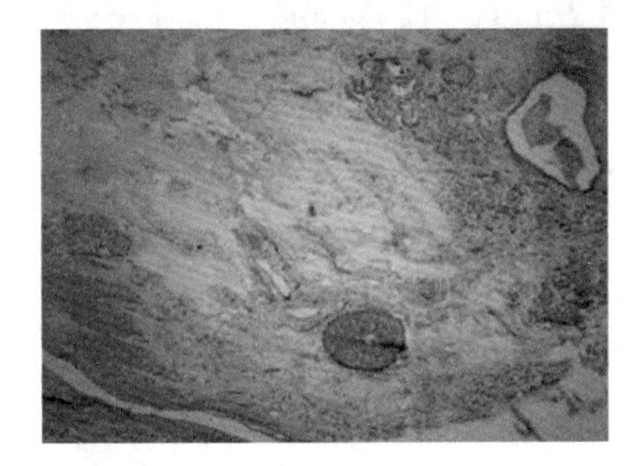

6. 前列腺癌

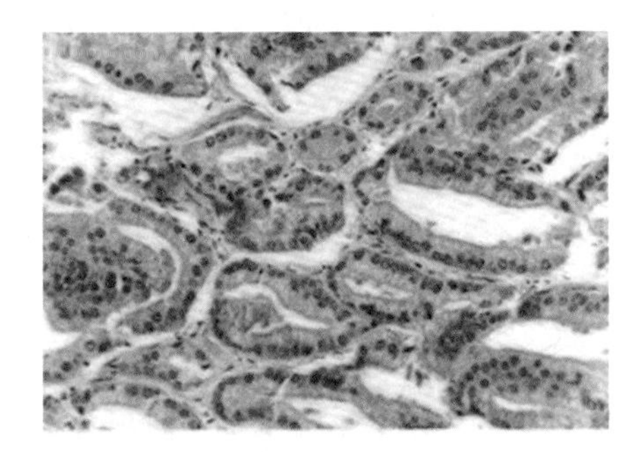

实验报告十　传染病与寄生虫病

<table>
<tr><td>实验目的</td><td>1. 会识别浸润性肺结核、肠伤寒(髓样肿胀期)、尖锐湿疣等大体标本的病变特征。
2. 会观察结核结节、肠伤寒(髓样肿胀期)、尖锐湿疣等病理切片的镜下病变特征。</td></tr>
<tr><td>实验材料</td><td>一、大体标本
1. 浸润性肺结核
2. 肠伤寒(髓样肿胀期)
3. 尖锐湿疣
二、病理组织切片
1. 结核结节
2. 肠伤寒(髓样肿胀期)
3. 尖锐湿疣</td></tr>
</table>

实验内容及方法

一、大体标本(写出肉眼所见病理变化特征)

1. 浸润性肺结核

2. 肠伤寒(髓样肿胀期)

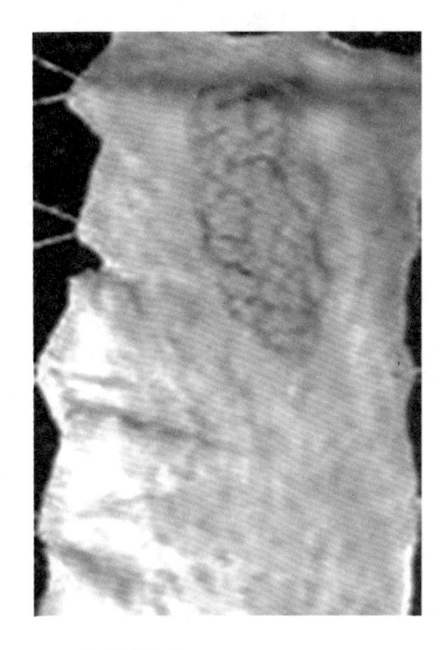

3. 尖锐湿疣

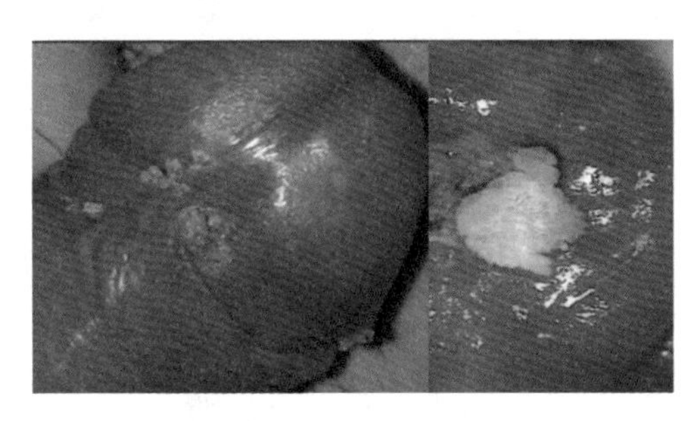

二、病理组织切片(写出镜下所见病理变化特征)

1. 结核结节

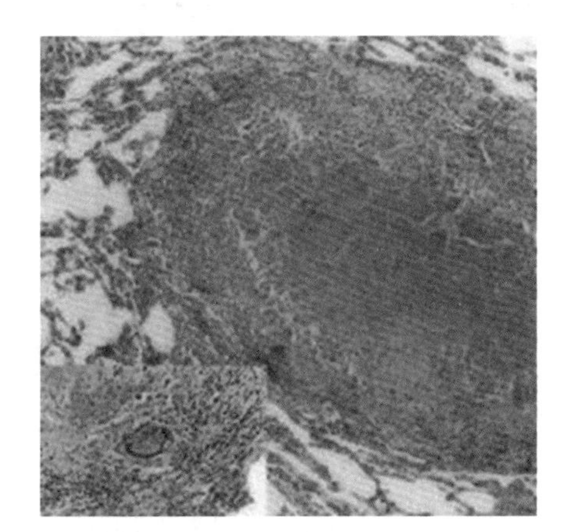

2. 肠伤寒(髓样肿胀期)

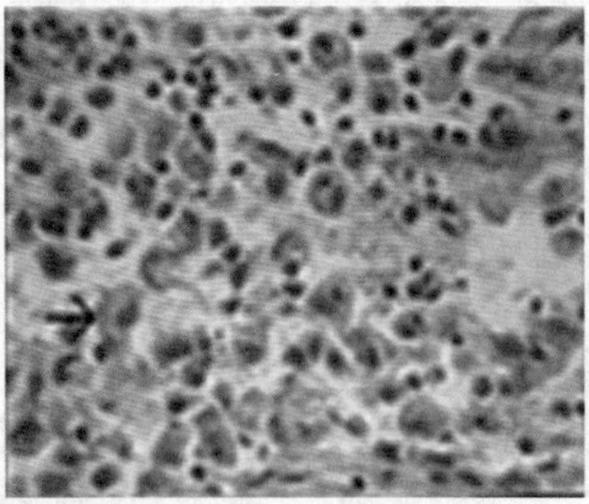

3. 尖锐湿疣

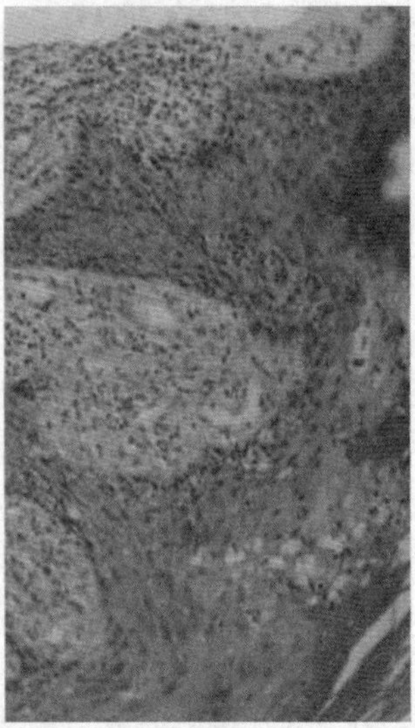

BINGLIXUE SHIYAN ZHIDAO

供临床医学、护理、助产等医学类相关专业使用

病理学实验指导

主　编　崔玉发　米树文

副主编　郑焜文　罗昊翔　梁媛媛

编　委　米树文　郑焜文　崔玉发

罗昊翔　贺礼红　梁媛媛

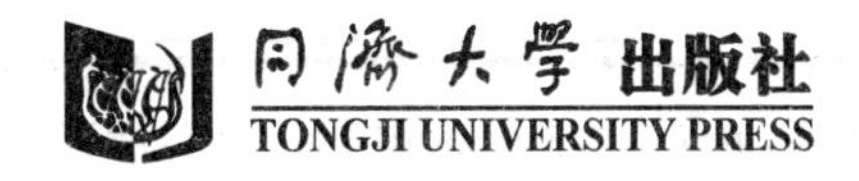

内 容 提 要

本书分为《病理学实验指导》和《病理学实验报告》两册，内容系统、全面而详细。《病理学实验指导》，根据教学大纲要求，共设十个实验项目，包括细胞和组织的适应、损伤与修复，局部血液循环障碍，炎症，肿瘤以及心血管、呼吸、消化、泌尿系统疾病，生殖系统与乳腺疾病，传染病与寄生虫病。每个实验项目设有实验目的、实验要点、实验材料、实验内容和方法、回顾与思考。另附综合测试题和参考答案，供学生加深学习和及时复习巩固。《病理学实验报告》，根据病理学实验项目，共收集相关图片100余幅，以识图辨别组织器官病理变化特征的形式，要求学生运用所学病理学知识书写实验报告。

本书适用于高职高专临床医学、护理、助产等医学类相关专业，也适用于中职医学类相关专业。

图书在版编目(CIP)数据

病理学实验．上册，病理学实验指导 / 崔玉发，米树文主编．—上海：同济大学出版社，2016.4

ISBN 978-7-5608-6285-9

Ⅰ．①病…　Ⅱ．①崔…②米…　Ⅲ．①病理学—实验—教材　Ⅳ．①R36-33

中国版本图书馆 CIP 数据核字(2016)第 071689 号

病理学实验指导

主　编　崔玉发　米树文

责任编辑　沈志宏　陈红梅　　责任校对　徐春莲　　封面设计　陈益平

出版发行　同济大学出版社　www.tongjipress.com.cn
（地址：上海市四平路 1239 号　邮编：200092　电话：021-65985622）
经　　销　全国各地新华书店
印　　刷　大丰科星印刷有限责任公司
开　　本　787mm×1092mm　1/16
印　　张　11.75
印　　数　1—6000
字　　数　293000
版　　次　2016 年 11 月第 1 版　　2016 年 11 月第 1 次印刷
书　　号　ISBN 978-7-5608-6285-9

定　　价　38.00 元(含实验报告)

前 言

病理学是一门形态学科，只有通过实验教学，观察大量的病理标本和病理切片，才能达到学习并掌握组织、器官病理结构的目标。为此，我们编写了这套实验项目设计合理、构思清晰的实验教材，以培养学生的实际观察能力和思考能力，加深对病理学知识的理解。

全书分为《病理学实验指导》和《病理学实验报告》两册。

根据病理学实验教学大纲要求，《病理学实验指导》共设置十个实验项目，每一个实验项目，均根据病理学实验教学的内容和学时特点来安排，针对每一组织、器官的病理变化特征，在实验中作详细介绍和实验验证。病理学实验项目包括：细胞和组织的适应、损伤与修复，局部血液循环障碍，炎症，肿瘤，心血管系统疾病，呼吸系统疾病，消化系统疾病，泌尿系统疾病，生殖系统与乳腺疾病，传染病与寄生虫病。每个实验项目均设有"实验目的""实验要点""实验材料""实验内容和方法""思考与回顾"五个栏目。

"实验目的"：介绍学生在实验中应掌握、熟悉和了解的学习目标，指导学生有的放矢地进行实验。

"实验要点"：提醒学生在实验时应予以重视的要点和难点。

"实验材料"：介绍本实验项目所使用的材料，以验证组织、器官病理变化的特征。

"实验内容和方法"：系统介绍本实验项目的具体内容和实验方法。实验内容的安排深浅适度，深则接近本科生的实验教学要求，浅则适用于中职医学类各专业的实验。力求贴近实际，贴近临床工作。

"思考与回顾"：要求学生针对本次实验，思考并回答若干问题。

实验项目之后，另附有综合测试题和参考答案，供学生加深理解和及时复习巩固。

《病理学实验报告》为学生课后书面作业，配有清晰的大体实物图和镜下结构图，以识图作答的形式，要求学生运用所学病理学知识书写实验报告。

本书适用于高职高专临床医学、护理、助产、药学、康复及医学类其他相关专业，也适用于中职医学类相关专业。本书编写过程中，我们参考了大量文献资料，收集了许多图片，在此一并致谢。

崔玉发

2015 年 12 月

目　录

实验项目一　细胞和组织的适应、损伤与修复

<table>
<tr><td>实验目的</td><td>1. 会识别大体标本的病变特征：肥大、萎缩、增生、化生、变性、坏死。
2. 会观察病理切片的病变特征：肥大、增生、化生、变性、坏死、肉芽组织。</td></tr>
<tr><td>实验要点</td><td>1. 掌握萎缩、心肌肥大、增生、化生的概念及形态特点。
2. 掌握细胞和组织损伤的常见类型及其主要病理变化特点。
3. 掌握肉芽组织的形态特点及其在创伤愈合中的作用。</td></tr>
<tr><td>实验材料</td><td>一、大体标本
1. 心肌肥大(高血压之心脏)
2. 萎缩(肾、脑、心脏)
3. 增生(前列腺增生)
4. 化生(模式图)
5. 脂肪变性(肝)
6. 玻璃样变性(脾包膜)
7. 坏死(脾、肾、脑)
8. 干性坏疽(足)
9. 湿性坏疽(肠)
二、病理组织切片
1. 心肌肥大
2. 增生(子宫内膜、前列腺)
3. 化生(呼吸道、食管)
4. 肾小管上皮细胞水肿
5. 肝细胞气球样变
6. 玻璃样变性(脾中央动脉、结缔组织)
7. 肝脂肪变性
8. 凝固性坏死(脾梗死)
9. 肉芽组织

实验内容及方法：

(一) 大体标本观察要点
1. 心肌肥大　高血压病人之心脏，体积明显大于正常心脏，重量增加，各房室均扩大，心肌肥厚，尤以左心室增厚最为显著。</td></tr>
</table>

2. 萎缩

(1) 肾萎缩：①颗粒性固缩肾，肾体积较正常小，色苍白，表面呈细颗粒状，质地较硬，肾门处脂肪组织增多，切面皮髓质分界不清，皮质变薄。②肾盂积水而引起的肾萎缩，肾体积增大，肾盂、肾盏高度扩张，肾实质变薄，切面呈囊状。

(2) 脑萎缩：两侧大脑半球及小脑均因积水而呈“囊状”，脑回扁平增宽，脑沟变浅，脑皮质变薄。

(3) 心脏萎缩：心脏体积较小，呈黄褐色，心壁变薄，表面血管迂曲。

3. 增生

(1) 子宫内膜增生：纵向剖开的子宫腔面可以看到明显增生的子宫内膜，子宫腺细胞和基质数量增多。这种增生是随月经周期而发生的生理性变化。

(2) 前列腺增生：前列腺细胞的数量和基质细胞都增加了。但这种增生不均衡，表现为小结节。虽受性激素调节，但不是生理性增生。

4. 化生 柱状上皮细胞中的储备细胞分裂增生分化成鳞状上皮。

5. 肝脂肪变性 肝脏体积增大，包紧张，边缘变钝，切面黄色，油腻感，实质隆起，汇管区凹陷。

6. 脾包膜玻璃样变性 脾脏肿大，切面紫红色，包膜增厚。增厚的脾包膜呈灰白色，半透明状，质地较硬。

7. 坏死

(1) 脾凝固性坏死：脾体积略大，外形完整，表面较光滑，坏死灶略隆起，呈灰白色，切面可见灰白色三角坏死区，质地干燥致密，界限清楚，周围有暗红色出血带，稍隆起于周围脾组织。

(2) 脾干酪样坏死：脾脏体积明显增大，切面脾实质呈多灶性坏死，形成许多囊腔，部分腔内充满灰黄色干酪样坏死物质，质松脆，部分坏死物排出，囊内壁附有不少量干酪样坏死物。

(3) 脑液化性坏死：脑(乙型脑型)冠状切面见大脑实质内有多数针尖大小的空腔，内容已流失(为液化性坏死)。

8. 足干性坏疽 足背、足趾及足底部分皮肤坏死，呈黑褐色，坏死区干燥、质硬，坏死部位与正常组织界限清楚。

9. 肠湿性坏疽 肠管浆膜面失去固有光泽，灰黑色，与健康组织分界不清。

(二) 病理组织切片观察要点

1. 心肌肥大

低倍镜：心肌纤维明显增粗，有分枝。

高倍镜：心肌细胞体积大，胞浆丰富红染，可见横纹。核大，居中，染色深。

2. 增生

(1) 子宫内膜增生：子宫内膜腺体不同程度呈囊状扩张增生，上皮细胞柱状，多层排列。

（2）前列腺增生：由许多细胞构成的腺体看起来是正常的，但数量明显增加了。

3. 化生

（1）呼吸道鳞状上皮化生：嗜烟者喉部呼吸道上皮化生。长期的慢性刺激使一种上皮（右侧的是正常的呼吸道黏膜上皮）转变为另一种上皮（左侧的是鳞状上皮）。化生不是生理过程，而可能是肿瘤形成的先兆。

（2）食管黏膜鳞状上皮化生为柱状上皮：食管黏膜的鳞状上皮已经发生了化生，左侧酷似胃黏膜柱状上皮。

4. 肾小管上皮细胞水肿

低倍镜：在肾小球周围的肾小管，有些细胞体积小，染色淡红，即为病变部位。

高倍镜：病变的肾小管（主要为近曲小管）上皮细胞明显肿胀，向管腔突出，致管腔不规则且变小，细胞浆内出现粉红色的细微颗粒，细胞核的结构清晰。

5. 肝细胞气球样变

低倍镜：肝细胞水肿，体积增大，肝细胞索增宽、排列紊乱，肝血窦变窄，有些肝细胞体积增大变圆，胞浆几乎透亮，即为肝细胞气球样变。

高倍镜：气球样变的肝胞体积明显大于周围肝细胞，呈圆形，胞浆几乎完全透明，细胞核基本位于细胞中央，核增大，淡染。

6. 玻璃样变性

（1）脾中央动脉玻璃样变：低倍镜，脾被膜增厚，脾小梁增粗，脾小体体积缩小，脾窦扩张充血，脾小体中央动脉及小梁内的小动脉壁增厚、红染。高倍镜，脾小体中央动脉壁增厚，管腔变小，在内膜下可见均匀红染无结构的物质。

（2）结缔组织玻璃样变：镜下见胶原纤维增粗，并互相融合为条索状、带状或片状的半透明物质，纤维细胞明显减少。

7. 肝脂肪变性 镜下见肝小叶结构存在，在一些肝小叶周边部位的肝细胞胞浆中出现大小不等的圆形空泡，空泡的边缘清楚，有的空泡较大，将核挤于一边。（空泡部位为脂肪小滴，在制作过程中被有机溶剂溶去，故呈空泡状）

8. 凝固性坏死（脾梗死） 低倍镜：红染区中散在一些深蓝色的碎屑，即为坏死的细胞核。高倍镜：坏死细胞表现为核固缩、核碎裂、核溶解。坏死区的脾小体轮廓和小梁的结构尚可辨认。（其余部分见慢性脾淤血的改变）

9. 肉芽组织 低倍镜：肉芽组织表面有一层炎性渗出物，其下可见大量新生的毛细血管向表面垂直生长，其间有成纤维细胞。深部的血管减少，成纤维细胞逐渐成熟变为纤维细胞，并有胶原纤维形成，其排列方向与表面平行。高倍镜：新生毛细血管由单层内皮细胞构成，成纤维细胞体积较大，胞浆丰富淡红色，呈梭形（较成熟）或分枝状（较幼稚），核椭圆形或梭形。在肉芽组织中可见各种炎细胞。

回顾与思考

一、名词解释

1. 肥大 2. 萎缩 3. 增生 4. 化生 5. 变性 6. 细胞水肿 7. 脂肪变性 8. 玻璃样变性 9. 凝固性坏死 10. 液化性坏死 11. 坏疽 12. 糜烂 13. 溃疡 14. 空洞 15. 机化 16. 包裹 17. 凋亡 18. 修复 19. 再生 20. 肉芽组织 21. 一期愈合 22. 二期愈合

二、是非题

1. 湿性坏疽属液化性坏死,而干性坏疽属凝固性坏死。( )
2. 坏死细胞核的改变为核固缩、核碎裂、核溶解。( )
3. 不完全再生早期常以肉芽组织代替坏死组织。( )
4. 纤维素样变性实质上就是纤维素样坏死。( )
5. 肉芽组织及肉芽肿内均有较多的纤维母细胞。( )
6. 坏死细胞核的改变为核浓缩,核分裂和核溶解。( )
7. 脂肪变性有时也可以见于细胞外。( )
8. 气球样变性是脂肪变性的一种类型,制片过程中脂肪溶解,细胞呈气球样。( )
9. 湿性坏疽是液化性坏死的一种特殊类型。( )
10. 细胞坏死的主要形态学标志是细胞核浓缩、碎裂和溶解。( )
11. 脑组织坏死多属凝固性坏死。( )
12. 由于实质细胞数量增多而造成组织器官体积的增大称肥大。( )
13. 干酪样坏死的镜下特征是组织轮廓保持一段时间。( )
14. 伴有腐败细菌感染的坏死称坏疽。( )
15. 骨再生能力弱,因此骨折后须固定。( )
16. 坏疽是组织坏死后继发腐败菌感染而形成的特殊形态。( )
17. 萎缩的器官其体积均缩小。( )
18. 变性是指细胞内出现了异常物质或正常物质数量增多。( )
19. 凡是组织器官的体积变小都称为萎缩。( )
20. 气球样变性、水变性、脂肪变性和纤维素样变性均属可复性的病变。( )
21. 结缔组织玻璃样变性在镜下可见一片模糊的颗粒状无结构的红染物质。( )
22. 萎缩的器官肉眼观察可见体积缩小,外形发生改变。( )
23. 生理性再生属完全再生,而病理性再生属于不完全再生。( )
24. 外周神经纤维损伤时,如其相连神经细胞未受损,可完全再生。( )
25. 骨和软骨的再生能力很强,故损伤后一般均能完全再生。( )

26. 机体组织细胞的死亡称坏死，是一种不可逆性的损伤。(　　)
27. 液化性坏死主要见于肺。(　　)
28. 干酪样坏死及脂肪坏死均属凝固性坏死。(　　)
29. 支气管黏膜上皮出现鳞状上皮化生，属于适应性改变。(　　)
30. 骨折后骨组织可通过完全再生而修复。(　　)
31. 干酪样坏死是液化性坏死的特殊类型。(　　)

三、填空题

1. 骨折愈合的过程可分为__________、__________、__________、__________4个阶段。
2. 鳞状上皮化生最常见于________________等。
3. 坏死的结局有__________、__________、__________、__________等。
4. 肉芽组织镜下主要由________________构成。
5. 常见的变性有________________。
6. 机体的适应改变有__________、__________、__________、__________4种类型。
7. 水变性、脂肪变性最常见于__________等脏器。
8. 按再生能力可将人体的组织或细胞分为__________、__________、__________3类。
9. 坏死是指________________。坏死的类型主要分为__________、__________、__________、__________4种。
10. 坏死细胞的细胞核改变有__________。
11. 再生能力最强的细胞有______________等。不能再生的细胞是______________。再生力弱的或不能再生的组织或细胞损伤后通过__________修复。
12. 肉芽组织在伤口愈合中的重要作用是______________、______________、______________。
13. 创伤口愈合的过程是______________________________。
14. 组织损伤形态上表现为______________________________。
15. 组织坏死可分______________________________。
16. 肉芽组织的主要功能______________________________。
17. 细胞坏死的主要标志为______________________________。
18. 坏疽分______________________________。
19. 小血管的再生方式为______________________________。
20. 创伤愈合的类型为______________________________。
21. 组织适应在形态上可表现______________________________。

四、选择题

1. 支气管黏膜上皮由原来的纤毛柱状上皮转化为鳞状上皮,属于(　　)
   A. 增生　　B. 再生
   C. 化生　　D. 萎缩
   E. 肥大
2. 下列关于各类萎缩的搭配中哪项是错误的(　　)
   A. 晚期结核病,消化系统恶性肿瘤,长期饥饿——全身营养不良性萎缩
   B. 脊髓灰质炎病人——神经性萎缩
   C. 骨折后长期石膏固定引起患肢变细——失用性萎缩
   D. 绝经期后的卵巢、子宫变小——生理性萎缩
   E. 肾动脉硬化症引起肾萎缩——压迫性萎缩
3. 鳞状上皮化生常发生在(　　)
   A. 气管和支气管　　B. 胃黏膜
   C. 肾盂黏膜　　D. 口腔黏膜
   E. 宫颈黏膜和腺体
4. 关于细胞水肿的正确理解是(　　)
   A. 常发生于实质性脏器的实质细胞
   B. 病变细胞肿大,胞质内布满均匀的淡红染颗粒
   C. 进一步发展为水变性胞质疏松,甚至成为气球样变
   D. 病变脏器眼观为体积增大,色变浅且混浊无光泽
   E. 病变除重度外一般属可复性轻度损伤,不导致坏死
5. 下列哪些器官最易发生脂肪变性(　　)
   A. 肠、肝、脾　　B. 肝、肾、心
   C. 心、脑、肺　　D. 脾、心、肝
   E. 肠、脾、脑
6. 血管壁的玻璃样变性主要侵犯下列哪一类血管(　　)
   A. 大型动脉　　B. 大型静脉
   C. 毛细血管　　D. 间质的改变
   E. 基质的改变
7. 细胞坏死的主要形态学标志是(　　)
   A. 细胞浆的改变　　B. 细胞核的改变
   C. 细胞膜的改变　　D. 间质的改变
   E. 基质的改变
8. 干酪样坏死属于(　　)
   A. 干性坏疽　　B. 液化性坏死

C．凝固性坏死　　D．败血性梗死
E．湿性坏疽
9．大脑的坏死常为（　　）
A．液化性坏死　　B．坏疽
C．凝固性坏死　　D．干酪样坏死
E．贫血性梗死
10．组织坏死，同时有腐败菌感染称（　　）
A．坏疽　　B．坏死
C．变质性炎　　D．败血性梗死
E．脓肿
11．湿性坏疽多见于（　　）
A．肺　　B．肠
C．阑尾　　D．子宫
E．淤血水肿的下肢
12．坏死的结局是（　　）
A．溶解吸收　　B．形成溃疡
C．机化或包裹　　D．钙化
E．形成空洞
13．下列哪种组织或细胞缺乏再生能力（　　）
A．神经细胞　　B．皮肤组织
C．淋巴细胞、造血细胞　　D．黏膜上皮
E．肾小管上皮
14．肉芽组织的主要成分是（　　）
A．成纤维细胞、炎症细胞
B．大量胶原纤维、毛细血管
C．新生毛细血管和成纤维细胞
D．新生毛细血管、上皮细胞、炎症细胞
E．上皮细胞、纤维细胞
15．病人，男，73岁。20年前发现患糖尿病，10年前又发现患动脉硬化和冠心病，3年来病情逐渐加重，常有胸前区不适等心肌缺血症状，1个月前开始有右侧踇趾末端麻木并渐失感觉，以后发展为局部脱水皱缩和色泽变黑褐。其右侧踇趾病变应为（　　）
A．局部感染　　B．湿性坏疽
C．干性坏疽　　D．气性坏疽
E．以上均不是

16. 下列哪项不属于生理性萎缩(　　)
A. 停经后的子宫　　B. 老年人的脑
C. 青春期后的胸腺　　D. 卵巢切除后的子宫
E. 老年妇女的卵巢

17. 全身营养不良时,下列哪项首先发生萎缩(　　)
A. 肝　　B. 肺
C. 心　　D. 肌肉
E. 脂肪

18. 血管壁纤维组织增生主要发生在(　　)
A. 细动脉　　B. 大动脉
C. 小动脉　　D. 微动脉
E. 静脉

19. 下列哪种组织再生能力最强(　　)
A. 神经组织　　B. 肌肉
C. 骨　　D. 软骨
E. 上皮

20. 下列哪类变性最常见(　　)
A. 细胞肿胀　　B. 脂肪变性
C. 玻璃样变性　　D. 纤维素样变性
E. 淀粉样变性

21. 下列容易发生液化性坏死的是(　　)
A. 脑　　B. 肺
C. 心　　D. 肾
E. 脾

22. 坏疽与其他坏死的区别为(　　)
A. 病变部位　　B. 静脉回流情况
C. 腐败菌感染　　D. 动脉堵塞
E. 治疗情况

23. 肉芽组织填补伤口后转变为(　　)
A. 结缔组织　　B. 纤维组织
C. 瘢痕组织　　D. 肌肉组织
E. 上皮组织

24. 细胞肿胀时,镜下见到的红染颗粒为(　　)
A. 溶酶体　　B. 线粒体
C. 核糖体　　D. 高尔基体
E. 微粒体

25. 湿性坏疽多发生在(　　)

A. 肺　　B. 肝
C. 肾　　D. 脑
E. 心

26. 细胞质内出现三酰甘油的蓄积为(　　)

A. 玻璃样变性　　B. 脂肪变性
C. 萎缩　　D. 细胞水肿
E. 化生

27. 组织或器官内实质细胞数目的增多称为(　　)

A. 增生　　B. 化生
C. 肥大　　D. 变性
E. 萎缩

28. 新生肉芽组织将坏死组织取代的过程称为(　　)

A. 机化　　B. 钙化
C. 包裹　　D. 溶解
E. 吸收

29. 化生常发生于(　　)

A. 上皮组织　　B. 神经组织
C. 平滑肌组织　　D. 骨骼肌
E. 结缔组织

30. 较大范围的坏死、继发腐败菌感染使坏死组织呈黑色者称为(　　)

A. 坏疽　　B. 凝固性坏死
C. 变性　　D. 凋亡
E. 液化性坏死

31. 细胞肿胀主要发生于(　　)

A. 心、肝、肾　　B. 脾、肺、肾
C. 心、脾、肺　　D. 肝、脾、肾
E. 心、肺、肝

32. 虎斑心指(　　)

A. 心肌脂肪变性　　B. 心肌细胞肿胀
C. 心肌细胞萎缩　　D. 心肌间质脂肪增多
E. 心肌梗死

33. 脊髓灰质炎病人的肌肉萎缩属于(　　)

A. 压迫性萎缩　　B. 神经性萎缩
C. 营养不良性萎缩　　D. 生理性萎缩
E. 失用性萎缩

34. 机体局部组织、细胞的程序性死亡称为(　　)

A. 坏疽　　B. 溶解

C. 坏死　　D. 液化

E. 凋亡

35. 下列哪项是违背坏死的规律的(　　)

A. 溶解　　B. 吸收

C. 脱落排除　　D. 机化

E. 恢复正常

五、简答题

1. 什么叫萎缩、增生、肥大、化生?
2. 试述萎缩的原因和类型,化生的类型及各类型化生的常见部位。
3. 细胞水肿的原因是什么? 多见于哪些脏器? 有何形态特点(包括肉眼及镜下)?
4. 肝脂肪变性的原因有哪些? 其肉眼及镜下改变如何?
5. 试述玻璃样变的概念、类型及各类型的发生机制和形态特点。
6. 细胞坏死的形态学标志是什么?
7. 试从原因、组织学特点来分析、比较不同类型的坏死。
8. 什么叫机化? 哪些情况下可出现机化?
9. 什么是肉芽组织? 说说它的形态特点及在创伤愈合中的意义。
10. 创伤的一期愈合和二期愈合有何不同?
11. 肾积水严重时,肉眼观察肾脏体积可明显增大,但此时肾脏功能却降低,为什么?
12. 细胞水肿后可在胞质中见到红染颗粒,试分析其形成原因。
13. 肉芽组织为什么易出血? 在临床换药时,为什么要注意肉芽组织的形态? 为什么修剪肉芽组织时,可不必局部麻醉?
14. 观察肺结核的大体标本,分析机体如何修复大小不等的干酪样坏死灶。

作业	细胞和组织的适应、损伤与修复实验报告

实验项目二　局部血液循环障碍

实验目的	1. 会识别大体标本：慢性肺淤血、慢性肝淤血、脾贫血性梗死、肺出血性梗死。 2. 会观察病理切片：慢性肺淤血、慢性肝淤血、混合血栓。
实验要点	1. 掌握慢性肝淤血、慢性肺淤血大体及镜下的病变特点。 2. 掌握贫血性梗死和出血性梗死大体和镜下病变特点及区别。 3. 熟悉血栓的类型及各型血栓大体镜下的病变特点。
实验材料	**一、大体标本** 1. 慢性肺淤血 2. 慢性肝淤血 3. 混合血栓 4. 脾贫血性梗死 5. 肺出血性梗死 **二、病理组织切片** 1. 慢性肺淤血 2. 慢性肝淤血 3. 混合血栓 4. 肾贫血性梗死 5. 肺出血性梗死

实验内容及方法：

（一）大体标本观察要点

1. 慢性肺淤血　肺体积增大，重量增加，肺膜紧张，表面呈紫褐色，切面部分呈棕红色，质地变硬。

2. 慢性肝淤血　肝脏体积增大，表面光滑，包膜紧张。切面见红褐色与黄白色相间，极似“槟榔”，故称槟榔肝。

3. 混合血栓　静脉腔内见一血栓，充满整个管腔，与静脉壁关系密切，表面干燥易碎，红白相间呈交替的层状结构。

4. 脾贫血性梗死　在脾脏一侧切面见一梗死灶，灰白色，质地较实，界限清楚，其尖端指向脾门，底部朝向脾表面，周围有暗红色出血带。

5. 肺出血性梗死　肺组织肿胀、包膜紧张。切面暗红色，肺边缘处见锥体状梗死灶、紫红色，质较实，病灶尖端指向肺门，其底靠近肺胸膜。

（二）病理组织切片观察要点

1. 慢性肺淤血

低倍镜：肺泡壁增厚，肺泡壁内毛细血管扩张充血。

高倍镜：肺泡腔内含淡红色水肿液及心力衰竭细胞。

2. 慢性肝淤血

低倍镜：认出肝小叶、中央静脉、肝索、肝窦及汇管区。

高倍镜：中央静脉及其周围肝窦扩张、充血，近中央静脉的肝细胞萎缩甚至消失，严重者肝小叶淤血区之间相互连接。肝小叶边缘的肝细胞可有水肿和脂肪变性。

3. 混合血栓

低倍镜：粉红色不规则的小梁和浅红色区域交织存在。

高倍镜：粉红色小梁为已崩解而凝聚成颗粒状的血小板（血小板梁）。小梁边缘附有较多的中性粒细胞。血小板梁之间的浅红色区为丝网状的纤维素和已自溶的红细胞。

4. 肾贫血性梗死

低倍镜：正常肾组织和梗死肾组织交错分布，梗死灶内可见轮廓模糊的肾小球和肾小管结构。梗死灶周边部可见大量中性粒细胞浸润。

高倍镜：坏死的肾小球及周围的肾小管结构模糊，胞质红染，肾小管细胞数目明显减少，甚至消失，残留的细胞核呈固缩形态。

5. 肺出血性梗死 镜下：梗死区肺泡轮廓可见，但肺泡壁细胞坏死，结构模糊，细胞核消失，肺泡腔内积聚大量红细胞。靠近梗死区的细胞核密集深染，此处为未发生梗死的肺组织，局部有肉芽组织形成。

回顾与思考

一、名词解释

1. 淤血 2. 心力衰竭细胞 3. 槟榔肝 4. 血栓形成 5. 血栓机化 6. 混合血栓 7. 再通 8. 栓塞 9. 栓子 10. 减压病 11. 羊水栓塞 12. 梗死 13. 贫血性梗死 14. 出血性梗死

二、是非题

1. 由纤维素构成的血栓称透明血栓。（ ）
2. 脑贫血性梗死仍可见组织轮廓。（ ）
3. 肾贫血性梗死晚期仍可见其组织粗略轮廓。（ ）
4. 透明血栓主要由血小板构成。（ ）
5. 右心衰时可以引起肺褐色硬化。（ ）
6. 含铁血黄素是在巨细胞内形成的。（ ）
7. 含铁血黄素是血红蛋白衍生物，它都在吞噬细胞内形成。（ ）
8. 脑缺血性梗死属凝固性坏死。（ ）

9. 痰液中含有含铁血黄素的巨噬细胞均称为心衰细胞。(　　)
10. 微血栓主要由纤维素构成。(　　)
11. 肾贫血性梗死一段时间内镜下仍可保存其组织轮廓。(　　)
12. 肺褐色硬化是由于慢性右心衰所致。(　　)
13. 肺与肠多发生出血性梗死。(　　)
14. 心脏或血管内血液形成固体质块的过程称为血栓形成,所形成的固体质块称为血栓。(　　)
15. 贫血性梗死是凝固性坏死,而出血性梗死多是液化性坏死。(　　)
16. 主要由白细胞构成的血栓称白色血栓。(　　)
17. 微血栓由纤维素构成只能在显微镜下观察到。(　　)
18. 血栓形成对机体有害无利。(　　)
19. 白色血栓是由于红细胞少,白细胞较多而得名。(　　)
20. 潜水病就是因为血液中重新释放的 CO_2 和氮气所造成的栓塞。(　　)

三、填空题

1. 病理性充血可分为________、________、________。
2. 淤血的常见原因为________、________、________、________。
3. 长期慢性淤血可引起________、________、________、________。
4. 血栓形成的条件有________、________、________。
5. 血栓形成的过程有________________________。
6. 血栓的类型有________、________、________、________。
7. 栓子的运行途径有________、________、________。
8. 栓塞的类型有________、________、________、________、________。
9. 梗死的类型有________、________。
10. 贫血性梗死常见器官有________、________、________、________。
11. 出血性梗死好发器官有________、________。
12. 肺淤血发生在________。肝淤血发生在________。

四、选择题

1. “心力衰竭细胞”指( )
   A. 心力衰竭时的心肌细胞
   B. 心力衰竭时肺泡腔的泡沫细胞
   C. 心力衰竭时肺内吞噬炭末的巨噬细胞
   D. 慢性肺淤血时,肺内含有含铁血黄素的巨噬细胞
   E. 肺纤维化时,肺内吞噬矽尘的巨噬细胞
2. 下列哪项与慢性肝淤血有关( )
   A. 中央静脉和肝血管扩张 B. 肝小叶结构破坏
   C. 肝细胞脂肪沉积 D. 肝细胞萎缩
   E. 纤维组织增生
3. 慢性肺淤血的病理改变有( )
   A. 肺泡腔内含有水肿液 B. 肺泡壁毛细管扩张充血
   C. 肺泡腔有“心力衰竭细胞” D. 肺泡腔有多量纤维素
   E. 肺泡内有含铁血黄素细胞
4. 白色血栓的主要成分是( )
   A. 血小板 B. 纤维蛋白原
   C. 纤维素 D. 中性粒细胞
   E. 吞噬脂蛋白的泡沫细胞
5. 风湿性心内膜炎瓣膜闭锁缘血栓的主要成分是( )
   A. 血小板和纤维素 B. 毛细血管和成纤维细胞
   C. 血小板和白细胞 D. 血小板和内皮细胞
   E. 血小板和成纤维细胞
6. 休克死亡后尸检,在多个脏器的切片镜检中可见( )
   A. 白色血栓 B. 红色血栓
   C. 透明血栓 D. 混合血栓
   E. 附壁血栓
7. 混合血栓多见于( )
   A. 毛细血管内 B. 动脉血栓的头部
   C. 心瓣膜闭锁缘 D. 细动脉内
   E. 静脉血栓形成的血栓体
8. 下列哪项因素与血栓形成有关( )
   A. 心血管内膜损伤 B. 血流缓慢及不规则
   C. 纤溶酶增加 D. 严重创伤或大出血
   E. 白细胞粘附血管壁

9．血凝块随血流运行、阻塞某处血管腔的过程称为(　　)

A．血栓形成　　B．血栓栓塞

C．梗死　　D．血栓栓子

E．血栓阻塞

10．颈静脉或锁骨下静脉因创伤发生破裂时，可引起哪种栓塞(　　)

A．氮气　　B．空气

C．血栓　　D．脂肪

E．细菌团

11．高空中飞机的座舱因故破裂时常引起(　　)

A．肺的氮气栓塞　　B．脑的空气栓塞

C．全身广泛氮气栓塞　　D．肺的空气栓塞

E．全身广泛空气栓塞

12．引起肺动脉栓塞的栓子可来自(　　)

A．股静脉及下肢深静脉　　B．右心房

C．左心房　　D．主动脉

E．门静脉

13．贫血性梗死区别于出血性梗死在于前者多见于(　　)

A．有严重淤血的器官

B．侧支循环不丰富的实质性器官

C．组织疏松的器官

D．有重度淤血的器官

E．具有双重循环的器官

14．心肌梗死灶的病变多属(　　)

A．干性坏疽　　B．液化性坏死

C．凝固性坏死　　D．脂肪坏死

E．桥接坏死

15．梗死灶呈锥体形者见于(　　)

A．脾梗死　　B．肾梗死

C．肺梗死　　D．心肌梗死

E．肠梗死

16．肠出血性梗死可见于(　　)

A．肠套叠　　B．节段性肠炎

C．肠嵌顿性疝　　D．肿瘤压迫

E．肠扭转

17．下列哪项可给机体带来一定的有益影响(　　)

A．淤血　　B．血栓形成

C．出血　　D．栓塞

E. 梗死

18. 引起肺淤血、肺水肿的常见原因是( )

A. 肝硬化
B. 肺心病
C. 左心衰竭
D. 右心衰竭
E. 肠梗死

19. 慢性肝淤血病变的叙述,哪项是错误的( )

A. 肝细胞大片坏死
B. 肝细胞萎缩
C. 肝细胞脂肪变性
D. 肝窦扩张
E. 中央静脉扩张

20. 股静脉血栓脱落后最可能栓塞的部位是( )

A. 脑
B. 肠
C. 肺
D. 肝
E. 肾

21. 梗死灶的形状主要与下列哪项因素有关( )

A. 梗死发生器官的血管分布
B. 梗死的类型
C. 梗死灶的大小
D. 梗死灶内的血液含量
E. 侧支循环的建立情况

22. 下列哪组脏器最易发生贫血性梗死( )

A. 脑、肺
B. 肺、肺
C. 心、肺
D. 肾、肠
E. 心、肾、脾

23. 下列哪个脏器最易发生出血性梗死( )

A. 脑
B. 肺
C. 心
D. 肾
E. 脾

24. 左心衰竭引起肺水肿的主要发生因素是( )

A. 肺泡毛细血管内压升高
B. 肺内淋巴回流受阻
C. 血浆胶体渗透压下降
D. 肺泡表面活性物质减少
E. 肺泡透明膜形成

25. 潜水员从深水中过快的升至水面可导致( )

A. 脂肪栓塞
B. 细菌栓塞
C. 空气栓塞
D. 氮气栓塞
E. 细胞栓塞

26. 下列哪项因素与血栓形成无关( )

A. 血小板增多
B. 血流缓慢

C．血管内膜损伤　　D．纤溶酶增多
E．涡流形成

27．股静脉血栓脱落最常栓塞的部位是(　　)
A．脑　　B．肺
C．肝　　D．肾
E．四肢

28．最常见的栓塞为(　　)
A．气体栓塞　　B．血栓栓塞
C．脂肪栓塞　　D．羊水栓塞
E．细菌栓塞

29．下列哪项不是体循环淤血的表现(　　)
A．颈静脉怒张　　B．肝脾淤血
C．下肢水肿　　D．肺淤血
E．肺水肿

30．下列哪项不是静脉性充血的原因(　　)
A．静脉受压　　B．静脉阻塞
C．心力衰竭　　D．局部小动扩张
E．肝硬化

31．长管状骨骨折时可能引起的栓塞是(　　)
A．血栓栓塞　　B．空气栓塞
C．细胞栓塞　　D．脂肪栓塞
E．细菌栓塞

32．心肌梗死大体形态改变为(　　)
A．锥体形　　B．楔形
C．圆形　　D．不规则形
E．扇面形

33．下列哪一项不是引起静脉淤血的原因(　　)
A．静脉受压　　B．致炎因子刺激
C．静脉血栓形成　　D．心力衰竭
E．静脉栓塞

34．下列哪项不属于淤血的后果(　　)
A．淤血性水肿　　B．实质细胞变性坏死
C．纤维组织增生　　D．上皮组织增生
E．淤血性出血

35．下列引起梗死的原因中哪项是错误的(　　)
A．动脉血栓形成　　B．动脉栓塞
C．动脉痉挛　　D．血管腔受压闭塞

<table>
<tr><td></td><td>E. 血管扩张
五、简答题
1. 简述静脉性充血的原因,病理变化及其后果如何。
2. 简述慢性肺淤血的病理变化。
3. 简述慢性肝淤血的病理变化。
4. 简述血栓形成的条件和机制。
5. 简述血栓的转归。
6. 下肢静脉血栓脱落所形成的血栓栓子,其运行途径如何?
7. 左心室附壁血栓脱落血栓栓子运行的途径如何? 可造成哪些后果?
8. 梗死的原因、病理变化及其后果如何?
9. 贫血性梗死好发于哪些脏器,其发生的条件和机制如何?
10. 出血性梗死常见于哪些脏器,其发生的条件和机制如何?
11. 从病变发展过程,简述淤血、血栓形成、栓塞、梗死的相互关系。
12. 慢性肺淤血,根据大体标本和组织切片改变,患者可能出现什么症状?
13. 肺出血性梗死与肺出血如何区别?</td></tr>
<tr><td>作业</td><td>局部血液循环障碍实验报告</td></tr>
</table>

实验项目三　炎症

实验目的	1. 能肉眼辨认纤维素性炎、化脓性炎、脓肿和炎性息肉等大体标本的形态特点。 2. 会镜下观察各种炎细胞的形态以及化脓性阑尾炎的病变特点。
实验要点	1. 掌握炎症的局部基本病变,通过观察各种炎症典型的大体标本和组织切片,掌握不同类型炎症的形态病变,特别是渗出性炎症的病变特点。 2. 掌握各种炎细胞的形态特征和功能,熟悉其临床意义。
实验材料	**一、大体标本** 1. 纤维素性胸膜炎(绒毛心) 2. 化脓性阑尾炎 3. 脓肿(肝、脑、肺等) 4. 炎性息肉 **二、病理组织切片** 1. 各种炎细胞 2. 化脓性阑尾炎等

实验内容及方法:

(一) 大体标本观察要点

1. 纤维素性胸膜炎(绒毛心)　从被剖开的心包可以看到,心包脏层表面粗糙,失去正常光泽,有一层灰白色纤维蛋白附着,如果放入水中似漂浮的绒毛。

2. 化脓性阑尾炎　整个阑尾肿胀、增粗,浆膜血管扩张、充血,失去光泽,被覆有黄白色脓性分泌物。切面见阑尾壁因充血水肿而增厚,腔内充满脓性渗出液。

3. 脓肿(肝、脑、肺等)　在脓肿的切面可见腔内有液化坏死的组织,外周有纤维包裹,边界清楚。

4. 炎性息肉　带蒂的肿物向表面突起,肿物根部较细;切面可见增生的乳头状突起,中间是起支持营养作用的间质。

(二) 病理组织切片观察要点

1. 各种炎细胞

(1) 中性粒细胞:高倍镜观察,细胞较小,胞核紫蓝色,为杆状或分叶状(2～3叶居多),细胞浆淡粉红色,内富含中性颗粒。有的细胞胞质已溶解坏死。

(2) 单核、巨噬细胞:细胞体积较大,胞核呈椭圆或肾形,常偏于细胞一侧,胞浆丰富，内有大小、致密度和形态不一致的溶酶体。

(3) 嗜酸粒细胞：低倍镜观察，组织内见多数胞质红染之细胞。高倍镜观察，胞核呈双叶状，胞浆内富含嗜酸性颗粒，染成鲜明的伊红色。

(4) 淋巴细胞：高倍镜观察，体积最小，但胞核大、呈圆形、深蓝染色、几乎占据整个细胞，胞浆极少。

(5) 浆细胞：高倍镜观察，体积较小，呈卵圆形，胞核偏于大的一端，染色质呈轮辐状排列，胞质较丰富，略带嗜碱性染色。

2. 化脓性阑尾炎等 肉眼观察切片，初步分清阑尾各层，便于镜下观察和病变定位；低倍镜观察，切片中央为阑尾腔，内含变性坏死的中性粒细胞(即脓细胞)以及粉红色血浆、纤维蛋白和坏死脱落的黏膜上皮；从内向外逐层观察黏膜层、黏膜下层、肌层和浆膜层的改变，各层均见充血、水肿和大量中性粒细胞浸润；高倍镜观察中性粒细胞、单核细胞、嗜酸粒细胞、淋巴细胞、浆细胞的形态。

回顾与思考

一、名词解释

1. 炎症　2. 变质　3. 渗出　4. 脓细胞　5. 炎细胞浸润　6. 假膜性炎　7. 脓肿　8. 蜂窝织炎　9. 肉芽肿性炎　10. 绒毛心

二、是非题

1. 结核性肉芽组织一般是由结核结节与肉芽组织构成。(　　)
2. 渗出为主的结核病变好发于浆膜、滑膜、脑膜等处。(　　)
3. 结核结节与假结核结节的根本区别是前者必有干酪样坏死物质。(　　)
4. 后天性梅毒第一期的病变称硬性下疳。(　　)
5. 肺外器官结核病多由继发性肺结核引起。(　　)
6. 后天性梅毒第三期的病变常在感染后15～20个月发生。(　　)
7. 伤寒病人因能排出伤寒杆菌，故第1周作粪便培养阳性率最高。(　　)
8. 伤寒杆菌引起的炎症属急性增生性炎症，主要是淋巴细胞的增生。(　　)
9. 淋病是一种化脓性炎症。(　　)
10. 玫瑰疹是苍白螺旋体引起的一种梅毒性皮疹。(　　)
11. 变态反应强烈时，典型结核结节中央部分为干酪样坏死。(　　)
12. 流行性出血热时最基本的病理变化是全身性小血管损害。(　　)
13. 成人肺结核主要通过支气管播散。(　　)

三、填空题

1. 在炎症病灶中,中性粒细胞增多,见于____________、____________、____________。
2. 单核细胞及巨噬细胞增多,见于____________、____________、____________。
3. 嗜酸粒细胞增多,常见于____________、____________。
4. 淋巴细胞和浆细胞增多,见于____________、____________。
5. 炎症的渗出过程包括____________、____________、____________。
6. 炎症的局部表现有____________、____________、____________、____________、____________。
7. 炎症的全身表现有____________、____________、____________。
8. 根据炎症病变特点,乙脑属于____________炎症;流脑属于____________炎症。
9. 渗出性炎症可分为____________、____________、____________、____________4类。
10. 慢性肉芽肿性炎可分为____________、____________。
11. 炎症局部的基本病变为____________、____________、____________。
12. 化脓性炎症的病理类型有____________、____________、____________。

四、选择题

1. 炎症最重要的标志是(　　)
   A. 变质　　B. 变性
   C. 渗出　　D. 增生
   E. 化生
2. “绒毛心”指发生在心包膜的(　　)
   A. 浆液性炎　　B. 纤维素性炎
   C. 化脓性炎　　D. 卡他性炎
   E. 出血性炎
3. 脓细胞指变性、坏死的(　　)
   A. 淋巴细胞　　B. 浆细胞
   C. 中性粒细胞　　D. 嗜酸粒细胞
   E. 单核、巨噬细胞
4. 炎症中最有防御意义的变化是(　　)
   A. 炎性充血　　B. 分解亢进
   C. 局部酸中毒　　D. 产生炎症介质
   E. 白细胞渗出

5. 变质性炎症时局部实质细胞的形态改变是( )
A. 萎缩与变性
B. 变性与坏死
C. 坏死与增生
D. 萎缩与坏死
E. 变性与增生

6. 组成肉芽肿的细胞主要是( )
A. 中性粒细胞
B. 嗜酸粒细胞
C. 巨噬细胞
D. 淋巴细胞
E. 浆细胞

7. 深部组织的脓肿一端向体表破溃,形成的管道称( )
A. 糜烂
B. 溃疡
C. 空洞
D. 瘘管
E. 窦道

8. 蜂窝织炎主要病原菌是( )
A. 肺炎球菌
B. 淋球菌
C. 大肠杆菌
D. 溶血性链球菌
E. 金黄色葡萄球菌

9. 下列病变哪项不属于肉芽肿性炎( )
A. 结核结节
B. 风湿结节
C. 伤寒小体
D. 异物肉芽肿
E. 脓肿

10. 炎症时与疼痛和发热有关的炎症介质是( )
A. C3a
B. 细胞因子
C. 5 羟色胺
D. 前列腺素
E. 白三烯

11. 下列哪一种不是渗出性炎症( )
A. 卡他性炎症
B. 乙型脑炎
C. 流行性脑膜
D. 肾盂肾炎
E. 脓肿

12. 在葡萄球菌感染的炎症反应中主要的炎细胞是( )
A. 淋巴细胞
B. 单核细胞
C. 嗜酸粒细胞
D. 肥大细胞
E. 中性粒细胞

13. 溶血性链球菌最常引起( )
A. 蜂窝织炎
B. 假膜性炎
C. 坏死性炎
D. 脓肿
E. 出血性炎

14. 巨噬细胞、成纤维细胞和淋巴细胞最常见于(　　)
A. 急性炎症　　B. 肉芽组织
C. 伤口愈合处　　D. 慢性炎症
E. 化脓性炎症

15. 下列疾病中哪种不是化脓性炎(　　)
A. 皮肤疖肿　　B. 痈
C. 急性肾小球肾炎　　D. 急性蜂窝织炎性阑尾炎
E. 急性肾盂肾炎

16. 假膜性炎的主要渗出物是(　　)
A. 浆液　　B. 纤维素
C. 中性粒细胞　　D. 单核细胞
E. 淋巴细胞

17. 关于炎症的概念，正确的表述是(　　)
A. 白细胞对细菌感染的反应
B. 损伤引起的细胞变性、坏死
C. 机体对损伤因子发生的清除反应
D. 损伤引起的血管反应
E. 具有血管系统的活体组织对致炎因子所发生的防御为主的反应

18. 下列肺部炎症中哪种属纤维蛋白性炎(　　)
A. 肺结核　　B. 病毒性肺炎
C. 大叶性肺炎　　D. 小叶性肺炎
E. 支原体肺炎

19. 下列哪项最能反映脓肿的本质(　　)
A. 是局限性化脓性炎，局部有组织坏死液化和脓腔形成
B. 发病部位为皮下和肌肉
C. 致病菌为金黄色葡萄球菌
D. 愈合后局部常有瘢痕形成
E. 弥漫性化脓性炎，有组织坏死液化

20. 最常见的致炎因子是(　　)
A. 物理性因子　　B. 化学性因子
C. 机械性因子　　D. 生物性因子
E. 免疫性因子

21. 急性炎症时，组织肿胀的主要原因是(　　)
A. 纤维组织增生　　B. 实质细胞变质
C. 肉芽组织增生　　D. 实质细胞增生
E. 充血及血液成分渗出

22. 不符合炎症渗出液的描述是(　　)
A. 液体浑浊
B. 液体比重高
C. 液体静置后凝固
D. 液体内蛋白含量高
E. 液体内含极少细胞

23. 急性炎症反应中,不符合血管通透性增加的因素是(　　)
A. 致炎因子引起的内皮细胞损伤
B. 炎细胞介导的内皮细胞损伤
C. 内皮细胞间隙增大
D. 新生毛细血管的高通透性
E. 血管壁玻璃样变性

24. 炎症反应的本质是(　　)
A. 血管对致炎因子的反应
B. 炎细胞对致炎因子的反应
C. 机体防御为主的反应
D. 机体对损伤的修复
E. 损伤为主的反应

25. 下列哪项不是渗出液的特点(　　)
A. 蛋白含量在 25 g/L 以下
B. 能自行凝固
C. 细胞数＞0.50×10^9/L
D. Rivalta 试验阳性
E. 相对密度＞1.018

26. 炎症时血管内的血液成分经血管壁进入组织间隙的过程称为(　　)
A. 渗出
B. 转移
C. 漏出
D. 浸润
E. 游出

27. 炎症时,白细胞从血管内渗出到组织间隙中的现象称为(　　)
A. 白细胞扩散
B. 白细胞趋化
C. 白细胞边集
D. 白细胞吞噬
E. 炎细胞浸润

28. 能产生抗体,参与体液免疫的炎细胞是(　　)
A. 巨噬细胞
B. T 淋巴细胞
C. 中性粒细胞
D. 浆细胞
E. 嗜酸粒细胞

29. 具有较强吞噬功能,能吞噬较大病原体、异物等的炎细胞是(　　)
A. 浆细胞
B. 淋巴细胞
C. 巨噬细胞
D. 中性粒细胞
E. 嗜酸粒细胞

	30. 炎症介质的主要作用是(　　) A. 组织损伤　B. 发热、致痛 C. 组织分解代谢增强　D. 血管扩张,通透性升高 E. 干扰能量代谢 31. 引起组织损伤最明显的炎症介质是(　　) A. 5-羟色胺　B. 前列腺素 C. 白三烯　D. 溶酶体酶 E. 缓激肽 32. 假膜性炎指(　　) A. 黏膜的化脓性炎　B. 浆膜的化脓性炎 C. 黏膜的纤维蛋白性炎　D. 浆膜的纤维蛋白性炎 E. 黏膜的卡他性炎 33. 在急性炎症中,下列哪项以增生为主(　　) A. 急性胃肠炎　B. 急性肾盂肾炎 C. 急性肾小球肾炎　D. 急性病毒性肝炎 E. 急性胰腺炎 34. 慢性子宫颈炎所致的带蒂肿块属于(　　) A. 炎性假瘤　B. 炎性息肉 C. 子宫颈腺囊肿　D. 感染性肉芽肿 E. 异物性肉芽肿 35. 细菌进入血液中大量繁殖,引起全身中毒症状称为(　　) A. 毒血症　B. 菌血症 C. 败血症　D. 病毒血症 E. 脓毒败血症 **五、简答题** 1. 简述炎症过程中液体渗出的意义。 2. 试述细胞渗出的过程及其在炎症灶中的作用。 3. 比较急、慢性炎症的病理特点。 4. 常见渗出性炎症有哪些?各有何特点? 5. 化脓性炎有几种类型?各有何特点? 6. 简述各种炎细胞的形态特点,并说明其临床意义。 7. 假膜性炎是如何形成的?喉头及气管的病变及后果是否有所不同,为什么? 8. 试比较脓肿和蜂窝织炎的区别。 9. 什么是肉芽组织?列举3种肉芽肿性疾病,并阐述其主要病变特点。
作业	炎症实验报告

实验项目四　肿瘤

实验目的	1. 会识别脂肪瘤、甲状腺滤泡性腺瘤、纤维肉瘤、结肠癌、食管癌、乳腺癌、肺癌的大体标本病理变化。 2. 会观察脂肪瘤、甲状腺滤泡性腺瘤、纤维肉瘤、腺癌、鳞状细胞癌、移行细胞癌、恶性淋巴瘤的镜下病变特点。
实验要点	1. 熟悉肿瘤的大体和组织学检查方法。 2. 掌握肿瘤的形态结构、异型性、生长方式和扩散途径及良性、恶性的区别。 3. 了解常见肿瘤的分类及命名原则。 4. 了解几种常见肿瘤的形态特点，明确癌和肉瘤的概念和区别。
实验材料	**一、大体标本** 1. 脂肪瘤 2. 甲状腺滤泡性腺瘤 3. 纤维肉瘤 4. 结肠癌 5. 食管鳞状细胞癌 6. 乳腺癌 **二、病理组织切片** 1. 脂肪瘤 2. 甲状腺滤泡性腺瘤 3. 纤维肉瘤 4. 结肠癌 5. 食管鳞状细胞癌 6. 膀胱移行细胞癌

实验内容及方法：

（一）大体标本观察要点

1. 脂肪瘤　肿瘤外观扁平分叶状，包膜完整，杏黄色；切面肿瘤呈实性，黄色，似正常脂肪组织。

2. 甲状腺滤泡性腺瘤　甲状腺组织内有一球形肿瘤，包膜薄而完整，切面肿瘤呈实性，棕红色，胶质不明显。

3. 纤维肉瘤 肿瘤边界尚可清楚,但无包膜。切面呈灰红色,质地均匀细腻,似鱼肉状,可见条纹状纤维交织分布,有出血坏死灶。

4. 结肠癌 结肠黏膜有一溃疡型肿瘤,边缘外翻而不整齐,溃疡基底不平坦,附脓苔,切面灰白色,肿瘤边缘不整齐,侵及结肠壁全层。

5. 食管鱼鳞状细胞癌 食管黏膜有一蕈状隆起型肿物,基底宽,表面有溃疡和坏死;切面灰白色,癌组织与周围组织分界不清,侵及食管全层。

6. 乳腺癌 乳腺组织内有一结节状肿物,灰白色,与周围脂肪分界不清,切面灰白色,细颗粒状,质硬。

7. 肺癌 肺叶组织内有一结节状肿物,切面见肿物灰褐色,与周围肺组织分界不清,侵及段支气管。

(二)病理组织切片观察要点

1. 脂肪瘤 低倍镜下肿瘤由成熟的脂肪细胞构成,之间有少量纤维结缔组织间质把其分隔成大小不一的小叶状。肿瘤包膜薄而完整。

2. 甲状腺滤泡性腺瘤 低倍镜下肿瘤由甲状腺滤泡构成,滤泡普遍较小,大小相对一致,分布均匀,间质稀少,缺乏小叶状结构,包膜薄而完整。

3. 纤维肉瘤 低倍镜下瘤细胞呈梭形,束状交织状排列,细胞丰富,胶原纤维少,间质分界不清。高倍镜下瘤细胞呈肥胖长梭形,大小相对一致,核大深染,核分裂象易见。

4. 结肠癌 低倍镜下肿瘤间质分界清楚,癌细胞呈腺管状排列,细胞层次较多,腺管大小不一,形状极不规则,间质丰富,为致密的纤维结缔组织。高倍镜下癌细胞多呈柱状或立方形,核大深染,核分裂易见。

5. 食管鳞状细胞癌 低倍镜下肿瘤主间质分界清楚,癌细胞呈巢状排列,层次较多,与边缘的食管黏膜鳞状上皮形成一鲜明的对比,间质丰富,为致密的纤维结缔组织。高倍镜下癌细胞较大,大小不一,呈多角形,细胞排列紊乱,癌巢内角化珠和单个细胞角化易见,可见细胞间桥,核分裂象较少。

6. 膀胱移行细胞癌 癌组织位于膀胱肌壁深层,似移行上皮,核多形,嗜碱性,中央的一个核相对巨大,核仁明显,间质少。

回顾与思考	**一、名词解释** 1. 肿瘤 2. 肿瘤的异型性 3. 转移 4. 转移瘤 5. 恶病质 6. 副肿瘤综合征 7. 良性肿瘤 8. 恶性肿瘤 9. 交界性肿瘤 10. 癌 11. 肉瘤 12. 癌肉瘤 13. 癌前病变 14. 非典型增生 15. 原位癌 16. 早期癌 17. 癌基因 18. 原癌基因 19. 肿瘤抑制基因(抑癌基因) **二、是非题** 1. “癌症”是癌与肉瘤的统称。( )

2. 癌前病变是一种良性病变。(　　)
3. 肝癌转移到肺称肺转移性肝癌。(　　)
4. 肿瘤的异型性愈小,表示其恶性程度愈高。(　　)
5. 间变细胞一般是指缺乏分化状态的恶性肿瘤细胞。(　　)
6. 肝癌转移到肺称肝转移性肺癌。(　　)
7. 肺转移性肝癌是肝癌转移到肺脏。(　　)
8. 恶性肿瘤细胞一旦侵入淋巴管或血管就称为转移。(　　)
9. 肾母细胞瘤、肝母细胞瘤、神经母细胞瘤为恶性肿瘤,黑色素瘤、精原细胞瘤为良性肿瘤。(　　)
10. 肿瘤细胞异型性越高,分化就越好,恶性度就越小。(　　)
11. 癌常沿淋巴道转移而肉瘤多经血道转移。(　　)
12. 由动脉发生的良性肿瘤称动脉瘤。(　　)
13. 癌珠是指高分化鳞癌癌巢中呈同心圆层状排列的角化物。(　　)
14. 霍奇金淋巴瘤是一种恶性肿瘤。(　　)
15. 浸润性生长的肿瘤全为恶性肿瘤。(　　)
16. 动脉瘤是由动脉血管发生的一种良性肿瘤。(　　)
17. 肿瘤的特点取决于肿瘤的实质。(　　)
18. 尤文瘤、室壁瘤和创伤性神经瘤均是良性肿瘤。(　　)
19. 肿瘤的异型性是指肿瘤在细胞形态及组织结构上与其起源组织所存在的差异性。(　　)
20. 癌的最常见转移方式是癌细胞侵入血管,淋巴管随血液、淋巴液运行而发生转移。(　　)
21. 癌常经淋巴道转移,而肉瘤常经血道转移。(　　)
22. 动脉瘤是一种来源于动脉血管组织的良性肿瘤。(　　)
23. 恶性肿瘤分化程度越高,其恶性程度越高。(　　)
24. 肿瘤均表现为局部肿块。(　　)
25. 根据肿瘤的命名原则由动脉发生的良性肿瘤称动脉瘤。(　　)
26. 单纯癌属于一种低分化腺癌。(　　)
27. 所有的良性肿瘤均呈膨胀性生长。(　　)
28. 胃低分化腺癌转移至肺称之为肺转移性胃低分化腺癌。(　　)
29. 胃癌转移到肝时称胃转移性肝癌。(　　)
30. 神经母细胞瘤、精原细胞瘤、骨髓瘤均为恶性肿瘤。(　　)

三、填空题

1. 根据肿瘤对机体的危害程度及生物学特性,将其分为____和____。
2. 肿瘤细胞与正常细胞相比有两个显著特点________、________。

3. 肿瘤性增生一般是单__________性增生。
4. 肿瘤局部组织的细胞在__________水平上失去对细胞生长的正常调控而形成的新生物。
5. 肿瘤扩散的 4 种方式是__________、__________、__________、__________。
6. 肿瘤的 3 种生长方式是__________、__________、__________。
7. 肿瘤的异型性表现的两个方面是__________、__________。
8. 肿瘤对机体的局部影响表现为__________、__________、__________、__________，全身影响表现为__________、__________等。
9. 肿瘤对机体的影响与__________、__________有关。
10. 腺上皮：良性__________，恶性__________。
11. 移行上皮：良性__________，恶性__________。
12. 纤维结缔组织：良性__________，恶性__________。
13. 平滑肌组织：良性__________，恶性__________。
14. 横纹肌组织：良性__________，恶性__________。
15. 骨：良性__________，恶性__________。
16. 软骨：良性__________，恶性__________。
17. 淋巴组织：恶性____________________。
18. 黑色素细胞：良性__________，恶性__________。
19. 外界致癌因素主要有 3 个方面：__________、__________和__________。
20. 影响肿瘤发生发展的内在因素主要有 4 个方面__________、__________、__________和__________。

四、选择题

1. 肿瘤细胞特点下列哪项不对(　　)
   A. 失去分化成熟的能力　　B. 失控性生长
   C. 具有异常的形态　　D. 具有异常的功能
   E. 有正常的代谢
2. 我国最常见的恶性肿瘤是(　　)
   A. 肝癌　　B. 肺癌
   C. 肠癌　　D. 胃癌
   E. 肾癌
3. 下列哪项是诊断恶性肿瘤的最可靠依据(　　)
   A. 边界不清　　B. 出血坏死
   C. 出现转移　　D. 切除后复发
   E. 增长速度加快

4. 肿瘤的基本结构是(　　)
A. 血管
B. 实质和间质
C. 瘤细胞
D. 癌细胞巢
E. 结缔组织

5. 瘤细胞分化程度高表明(　　)
A. 异型性大
B. 异型性小
C. 病理性核分裂象多
D. 恶性程度大
E. 预后差

6. 外生性生长可见于(　　)
A. 良性肿瘤
B. 恶性肿瘤
C. 上皮性肿瘤
D. 三者均有
E. 三者均无

7. 下列哪一种形态的肿块,癌的可能性大(　　)
A. 乳头状
B. 火山口样溃疡
C. 质硬
D. 体积大
E. 实性

8. 诊断恶性肿瘤的组织学依据主要是(　　)
A. 细胞浆呈嗜碱性
B. 细胞核大
C. 细胞异型性明显
D. 核仁明显
E. 可见核分裂象

9. 恶性肿瘤异型性主要表现在(　　)
A. 肿瘤细胞胞浆嗜碱性
B. 可见核分裂
C. 肿瘤细胞核的多形性
D. 肿瘤细胞分泌减少
E. 组织结构紊乱

10. 良性肿瘤异型性主要表现在(　　)
A. 细胞形态不一
B. 核分裂象增多
C. 组织结构紊乱
D. 细胞间变明显
E. 细胞分泌减少

11. 癌转移至淋巴结时,首先出现在(　　)
A. 边缘窦
B. 髓窦
C. 淋巴滤泡内
D. 副皮质区
E. 淋巴结门部

12. 淋巴结转移性癌的确切诊断依据是(　　)
A. 淋巴结肿大
B. 淋巴结质地变硬
C. 淋巴结疼痛
D. 淋巴结内出现上皮细胞
E. 淋巴结内出现癌巢

13. 左锁骨上淋巴结转移性腺癌的原发部位最可能是(　　)
A. 甲状腺　　B. 胃
C. 食管　　D. 乳腺
E. 肝

14. 不易发生癌转移的器官是(　　)
A. 脑　　B. 骨
C. 肺　　D. 肝
E. 心

15. 恶性肿瘤最本质的表现是(　　)
A. 浸润性生长　　B. 生长迅速
C. 出现转移　　D. 异型性明显
E. 有出血坏死

16. 下列哪项不是良性肿瘤的表现(　　)
A. 局部压迫　　B. 局部阻塞
C. 分泌激素　　D. 局部破坏
E. 出血和感染

17. 良性肿瘤对机体的影响最主要决定于(　　)
A. 肿瘤的病程　　B. 肿瘤的大小
C. 肿瘤组织的来源　　D. 肿瘤发生的部位
E. 肿瘤出现继发性变化

18. 不符合副肿瘤综合征的描述是(　　)
A. 可发生于肝癌　　B. 可发生于肺癌
C. 可发生于胰腺癌　　D. 可发生于结肠癌
E. 不发生于肉瘤

19. 良性肿瘤与恶性肿瘤最根本的区别是(　　)
A. 分化程度　　B. 生长办式
C. 生长速度　　D. 对人体的影响
E. 复发

20. 诊断恶性肿瘤的组织学依据是(　　)
A. 细胞核增多　　B. 核仁明显
C. 细胞异型性明显　　D. 细胞浆增多
E. 细胞核变大

21. 良性肿瘤的影响最主要取决于(　　)
A. 肿瘤生长时间　　B. 肿瘤大小
C. 生长部位　　D. 肿瘤来源
E. 生长速度

22. 癌和肉瘤的镜下区别为(　　)
A. 瘤细胞大小不一致
B. 瘤细胞异型性大
C. 瘤的形态
D. 瘤细胞排列与间质的关系
E. 核分裂象的多少

23. 下列哪种是肉瘤(　　)
A. 脂肪瘤　　B. 血管瘤
C. 软骨瘤　　D. 尤文瘤
E. 平滑肌瘤

24. 白血病的本质是(　　)
A. 癌　　B. 肉瘤
C. 血管瘤　　D. 炎症
E. 以上都不对

25. 畸胎瘤是来源于下列哪种组织的肿瘤(　　)
A. 外胚层　　B. 内胚层
C. 中胚层　　D. 以上都对
E. 以上都不是

26. 良性肿瘤与恶性肿瘤的主要组织学依据是(　　)
A. 结构紊乱　　B. 细胞形态不一
C. 间质内炎细胞浸润　　D. 细胞核多形性
E. 纤维组织增生

27. 诊断恶性肿瘤的主要临床依据是(　　)
A. 肿瘤的体积　　B. 肿瘤的部位
C. 肿瘤的硬度　　D. 肿瘤的活动度
E. 肿瘤的浸润情况

28. 支持肉瘤的主要诊断依据是(　　)
A. 假包膜形成　　B. 淋巴道转移
C. 呈鱼肉状　　D. 血道转移
E. 肿瘤细胞弥漫散在，与间质混杂

29. 支持癌的主要诊断依据是(　　)
A. 恶性肿瘤细胞弥散分布
B. 恶性肿瘤细胞浸润周围组织
C. 坏死灶形成
D. 大片出血
E. 恶性肿瘤细胞形成巢片

30. 下列哪项是原位癌的特征(　　)

A. 发生转移
B. 对机体影响大
C. 多发生在腺上皮
D. 癌变组织基底膜完整
E. 癌组织浸润深度不超过 5 mm

31. 下列哪种癌最易发生血道转移(　　)
A. 基底细胞癌
B. 绒毛膜上皮癌
C. 乳腺导管内
D. 大肠癌
E. 胃癌

32. 良性肿瘤不包括(　　)
A. 大肠腺瘤
B. 甲状腺腺瘤
C. 膀胱乳头状瘤
D. 阴茎乳头状瘤
E. 家族性腺瘤性息肉病

33. 原位癌的主要特征是(　　)
A. 发生于黏膜、表皮和腺体
B. 癌细胞占据上皮全层,但基底膜仍完整
C. 可以治愈
D. 上皮内出现异型性的细胞
E. 胃黏膜内癌是一种原位癌

34. 不符合非典型增生的描述是(　　)
A. 属癌前病变
B. 增生的细胞大小形态不一、核深染、核分裂增多
C. 轻度和中度非典型增生是不可逆转的
D. 重度非典型增生需积极治疗
E. 可发展为原位癌

35. 符合原位癌的是(　　)
A. 早期子宫颈癌
B. 乳腺导管内癌
C. 大肠黏膜内癌
D. 早期食管癌
E. 胃黏膜内癌

36. 癌肉瘤是(　　)
A. 既有癌又有肉瘤的肿瘤
B. 腺上皮发生的恶性肿瘤
C. 色素细胞发生的恶性肿瘤
D. 间叶组织发生的恶性肿瘤
E. 鳞状上皮发生的恶性肿瘤

37. 交界性肿瘤指(　　)
A. 有两个胚层的组织构成的肿瘤
B. 介于良性与恶性肿瘤之间的肿瘤
C. 具有癌和肉瘤结构的肿瘤

D. 发生于表皮与真皮交界处的肿瘤
E. 既有鳞癌又有腺癌结构的肿瘤

38. 腺鳞癌指(　　)
A. 伴有鳞状上皮化生的腺癌
B. 既有上皮成分,又有间质成分的肿瘤
C. 介于良性与恶性之间的肿瘤
D. 同时具有癌和肉瘤结构的肿瘤
E. 肿瘤中既有鳞状细胞癌成分,又有腺癌成分

39. 发生于儿童的恶性肿瘤是(　　)
A. 肾母细胞瘤　　B. 黑色素瘤
C. 骨髓瘤　　D. 鳞状细胞癌
E. 腺癌

40. 鳞状细胞癌的主要诊断依据是(　　)
A. 发生于鳞状上皮的覆盖部位　　B. 呈浸润性生长
C. 癌细胞形成角化珠和细胞间桥　　D. 肿瘤呈灰白色、质硬
E. 经淋巴道转移

41. 不符合皮肤基底细胞癌的描述是(　　)
A. 好发于面部　　B. 多见于老年人
C. 可形成溃疡　　D. 与紫外线照射有关
E. 易发生转移

42. 骨肉瘤的主要诊断依据是(　　)
A. 好发于青少年
B. 血道转移
C. 发生于长骨干骺端
D. 恶性肿瘤细胞产生骨组织
E. 发生病理性骨折

43. 有关畸胎瘤的描述,错误的是(　　)
A. 好发于卵巢、睾丸
B. 由两个胚层以上的组织构成
C. 未成熟型可见原始神经组织
D. 多呈囊性,囊内充满油脂、毛发
E. 肿瘤起源于生发上皮

44. 下列哪种不是致癌因子(　　)
A. 砸　　B. 紫外线
C. 苯并芘　　D. 黄曲霉菌毒素
E. 亚硝胺

45. 下列与遗传关系密切的是(　　)

A．胃癌
B．肺癌
C．肾癌
D．视网膜母细胞瘤
E．肝癌

46．下列肿瘤与内分泌因素关系密切的是（　　）
A．肝癌
B．肺癌
C．乳腺癌
D．宫颈癌
E．肾母细胞瘤

47．下列哪种病毒与鼻咽癌关系密切（　　）
A．EB 病毒
B．乙肝病毒
C．单纯疱疹病毒
D．乳头状瘤病毒
E．巨细胞病毒

48．关于肿瘤的免疫，错误的是（　　）
A．体液免疫为主
B．细胞免疫为主
C．癌组织中有大量淋巴细胞浸润预后好
D．恶性肿瘤细胞可破坏宿主的免疫功能
E．艾滋病病人肿瘤发病率高

49．有关肿瘤的发生发展的描述，错误的是（　　）
A．长时间的过程
B．多个因素参与
C．多基因突变
D．多阶段逐步演化
E．恶性肿瘤可以逆转

五、简答题

1．什么是肿瘤？
2．肿瘤细胞与正常细胞相比，具有哪两个显著特点？
3．怎样区别肿瘤性增生与非肿瘤性增生？
4．如何诊断肿瘤？肿瘤的异型性有哪些？
5．简述肿瘤的组织结构。
6．说出恶性肿瘤的两大特点。
7．试述异型性，分化程度与良、恶性肿瘤的关系。
8．何谓转移？不同恶性肿瘤转移的方式有何特点？
9．常见的肿瘤扩散方式有几种？
10．恶性肿瘤对机体的影响有哪些？
11．怎样区别良、恶性肿瘤？为什么良、恶性肿瘤之间没有截然的界限？
12．认识交界性肿瘤有什么临床意义？

	13. 试比较癌与肉瘤的区别。 14. 简述良性肿瘤、上皮组织、间叶组织恶性肿瘤的命名原则。 15. 何谓癌前病变？请列举5种癌前病变，并说明应如何正确对待癌前病变。 16. 腺上皮可形成哪几种类型的恶性肿瘤？并简述各自的形态特点。 17. 说出外界致癌因素有哪些。 18. 说出影响肿瘤发展的内在因素有哪些。 19. 致癌因素在肿瘤发病中主要起什么作用？ 20. 有哪些方法可以减少环境因素导致的肿瘤？ 21. 指出哪些形态学表现(肉眼和镜检)与肿瘤预后有关。 22. 脉管内出现肿瘤细胞一定有肿瘤转移吗？为什么？ 23. 某卵巢癌患者在治疗过程中出现偏瘫、失语，后因颅内压增高、脑疝而死亡，尸检发现左大脑半球内有多处癌转移灶，试说明癌转移到脑内的途径。 24. 某患者因卵巢肿瘤而手术，病理检查发现卵巢内有大量印戒状细胞。如何病理诊断，还应做哪些检查？
作业	肿瘤实验报告

实验项目五　心血管系统疾病

实验目的	1. 会肉眼识别风湿性心内膜炎、风湿性心瓣膜病、风湿性心外膜炎、动脉粥样硬化、高血压心脏病等的大体形态。 2. 能光镜下观察风湿性心内膜炎、风湿性心肌炎、动脉粥样硬化、小动脉硬化的镜下表现形态。
实验要点	1. 掌握动脉粥样硬化的大体标本形态变化及镜下病变特点。 2. 掌握高血压性心脏病、原发性颗粒性固缩肾的大体标本形态学特征。 3. 熟悉风湿性心脏病的分类及其大体标本的形态学变化及病变的镜下特点。
实验材料	**一、大体标本** 1. 急性风湿性心内膜炎 2. 慢性风湿性心瓣膜病 3. 高血压脑出血 4. 主动脉粥样硬化 5. 冠状动脉粥样硬化 6. 心肌梗死 7. 脑动脉粥样硬化 **二、病理组织切片** 1. 风湿性心肌炎 2. 动脉粥样硬化 3. 小脉硬化

实验内容及方法：

(一) 大体标本观察要点

1. 急性风湿性心内膜炎　心脏二尖瓣(或主动脉瓣)闭锁缘上有一排白色粟粒样大小(直径 1～2 mm)串珠状排列的疣状赘生物(白色血栓)。

2. 慢性风湿性心瓣膜病(二尖瓣狭窄或闭锁不全)　二尖瓣增厚变厚，并缩短变形，瓣叶间粘连，使瓣口狭窄呈鱼口状，同时可有关闭不全，腱索缩短。

3. 高血压脑出血　大脑冠状(或水平)切面，显示内囊及基底核区域有一较大的出血灶，该处脑组织被破坏。

4. 主动脉粥样硬化　主动脉内膜可见大小不等稍隆起的黄白色条纹或斑块。部分斑块破溃，形成粥样溃疡。有的斑块钙盐沉着而变硬。

5. 冠状动脉粥样硬化 暴露于心外膜下的冠状动脉壁不均匀增厚，横切面可见灰黄色的斑块(通常偏于心肌侧)向腔内隆起，使管腔变狭窄。

6. 心肌梗死 在心脏剖面的心室壁上可见梗死灶，其形状不规则。新鲜梗死呈灰黄色，无光泽。陈旧梗死因纤维化而呈白色。

7. 脑动脉粥样硬化 脑基底动脉粗细不一，管壁厚薄不均。管壁变厚处，透过外膜可见到深部的灰黄色粥样斑块。切面上斑块向腔内突出，使动脉管腔变狭窄。脑组织明显萎缩，脑回变窄，脑沟加宽。

(二) 病理组织切片观察要点

1. 风湿性心肌炎 ①低倍镜观察：心肌间质充血水肿，在血管周围可找到由成簇细胞构成的病灶，即风湿小体。②高倍镜观察：典型风湿小体中央有少量嗜伊红色碎块状纤维素样坏死，周围为风湿细胞。这种细胞体积较大，圆形或多边形。胞浆丰富。嗜碱性，单核或双核，核膜清楚，染色质浓集于中心，呈枭眼状。此外，尚有少量淋巴细胞、单核细胞浸润。

2. 动脉粥样硬化 低倍镜观察：斑块表面为增生纤维组织，有玻璃样变性。其下为无结构的坏死组织，内有多量针形或棱形间隙(制片过程胆固醇结晶被二甲苯溶解后遗留之空隙)。

3. 小动脉硬化 肾或脾小动脉管壁高度增厚，玻璃样变性，管腔变狭窄。

回顾与思考

一、名词解释

1. 动脉粥样硬化　2. 粥瘤　3. 冠心病　4. 心肌梗死　5. 室壁瘤　6. 原发性高血压　7. 向心性肥大　8. 高血压脑病　9. 高血压危象　10. 风湿病　11. 风湿细胞　12. 风湿性肉芽肿　13. 风湿性心脏炎　14. 绒毛心　15. 心瓣膜病　16. 联合瓣膜病　17. 倒梨形心　18. 球形心

二、是非题

1. 动脉粥样硬化的病变发生在大、中型动脉。(　　)
2. 急性风湿性心脏病时瓣膜上赘生物容易脱落引起栓塞。(　　)
3. 风湿性心肌炎时在心肌间质有风湿小体形成。(　　)
4. 高血压性肾萎缩称原发性肾萎缩。(　　)
5. 亚急性细菌性心内膜炎常发生在已有病变的瓣膜上。(　　)
6. 风湿性关节炎反复发作也可以导致关节畸形。(　　)
7. 二尖瓣狭窄也可引起左、右房室扩张肥大。(　　)
8. 风湿病是一种由A组溶血性链球菌直接引起的疾病，常累及全身结缔组织。(　　)
9. 高血压主要引起全身大、中动脉硬化。(　　)
10. 凡是血压超过140/90 mmHg者，统称高血压。(　　)

11. 主动脉狭窄可引起左心室向心性肥大。(　　)
12. 二尖瓣瓣膜病和高血压病时可导致淤血而引起右心衰竭。(　　)
13. 亚急性细菌性心内膜炎之赘生物脱落后可引起栓塞性小脓肿。(　　)
14. 高血压脑溢血常发生于内囊部。(　　)
15. 急性风心病时瓣膜上的疣状赘生物实质上是析出性血栓。(　　)
16. 风湿性心内膜炎赘生物易脱落引起栓塞。(　　)
17. 低密度脂蛋白(LDL)与动脉粥样硬化症的发生密切相关。(　　)
18. 亚急性细菌性心内膜炎常发生在已有病变的瓣膜上。(　　)
19. 风湿性心包炎形成绒毛心,纤维素在心包脏壁两层间形成粘连而导致缩窄性心包炎。(　　)
20. 风湿病是链球菌直接引起的炎症性疾病。(　　)

三、填空题

1. 动脉粥样硬化症发生的四大危险因素是＿＿＿＿、＿＿＿＿、＿＿＿＿和＿＿＿＿。
2. 动脉粥样硬化分期:＿＿＿＿、＿＿＿＿、＿＿＿＿、＿＿＿＿。
3. 风湿病的分期:＿＿＿＿、＿＿＿＿、＿＿＿＿。
4. 风湿病主要累及＿＿＿＿、＿＿＿＿、＿＿＿＿、＿＿＿＿、＿＿＿＿。
5. 心肌梗死是在冠状动脉粥样硬化的基础上又并发＿＿＿＿。
6. 冠状动脉粥样硬化好发于＿＿＿＿,其次为＿＿＿＿。
7. 原发性高血压最严重的并发症是＿＿＿＿。
8. 亚急性感染性心内膜炎多由致病力较弱的＿＿＿＿引起。
9. 风湿性心肌炎主要病变为在血管附近形成特征性＿＿＿＿。
10. 原发性高血压血管病变主要为全身细动脉＿＿＿＿和小动脉＿＿＿＿。

四、选择题

1. 关于动脉粥样硬化症的描述,哪项是正确的(　　)
   A. 主动脉脂纹仅见于中年以上人群
   B. 粥瘤内的泡沫细胞均来自单核细胞
   C. 脂纹以主动脉前壁多见
   D. 氧化低密度脂蛋白具有细胞毒性
   E. 粥瘤胶原由成纤维细胞形成

2. 动脉粥样硬化斑块形成后，可继发的改变有（　　）
A. 溃疡形成　　B. 血栓形成
C. 钙化　　D. 出血
E. 动脉瘤

3. 造成动脉粥样硬化病灶中纤维增生的主要细胞是（　　）
A. 内皮细胞　　B. 泡沫细胞
C. 平滑肌细胞　　D. 成纤维细胞
E. 淋巴细胞

4. 冠状动脉粥样硬化最常受累的动脉分支是（　　）
A. 右冠状动脉主干　　B. 左冠状动脉主干
C. 右冠状动脉回旋支　　D. 左冠状动脉回旋支
E. 左冠状动脉前降支

5. 心肌梗死最常见的部位是（　　）
A. 左心室后壁
B. 左心室前壁
C. 左心室后壁及室间隔后 1/3 部
D. 左心室前壁及室间隔前 2/3 部
E. 右心室前壁

6. 原发性高血压血压持续升高的重要原因是（　　）
A. 广泛的细、小动脉痉挛
B. 广泛的细、小动脉硬化
C. 肾素的作用
D. 左心室肥大、心收缩力加强
E. 儿茶酚胺的作用

7. 代偿性高血压性心脏病的特征是（　　）
A. 左心室扩张　　B. 左心室向心性肥大
C. 心壁肉柱扁平　　D. 弥漫性心肌纤维化
E. 以上都不是

8. 风湿性心内膜炎最常受累的心瓣膜是（　　）
A. 二尖瓣　　B. 二尖瓣和三尖瓣
C. 三尖瓣和主动脉瓣　　D. 主动脉瓣
E. 二尖瓣和主动脉瓣

9. 风湿病的特征病变是（　　）
A. 纤维素样坏死　　B. 黏液样变性
C. 风湿小体　　D. 间叶细胞增生
E. 纤维化及瘢痕

10. 急性风湿性心内膜炎时所形成的赘生物特点为( )
A. 多发生于二尖瓣的瓣膜闭锁缘
B. 形成多个粟粒大小的疣状白色血栓
C. 附着牢固,不易脱落
D. 脱落后常引起多脏器梗死
E. 反复发作可造成心瓣膜增厚、变形

11. 亚急性细菌性心内膜炎为( )
A. 主要累及二尖瓣及主动脉瓣
B. 瓣膜赘生物易脱落
C. 可导致心瓣膜病
D. 可引起栓塞
E. 易发心肌梗死

12. 有关亚急性细菌性心内膜炎的叙述中,错误的是( )
A. 心瓣膜赘生物中常有细菌
B. 心瓣膜赘生物不易脱落
C. 脾肿大、贫血
D. 广泛性血管炎
E. 脑栓塞

13. 下述关于慢性心瓣膜病的叙述中,错误的是( )
A. 多由风湿性和亚急性细菌性心内膜炎引起
B. 表现为心瓣膜狭窄或关闭不全
C. 二尖瓣最常受累,其次是主动脉瓣
D. 狭窄和关闭不全常同时存在
E. 两个以上的瓣膜不会同时受累

14. 关于二尖瓣狭窄的叙述中,下列哪一项是错误的( )
A. 左心室肥大、扩张
B. 右心室肥大、扩张
C. 左心房肥大、扩张
D. 右心房肥大、扩张
E. 肺淤血、水肿

15. 有关二尖瓣关闭不全的叙述中,下列哪一项是错误的( )
A. 常是风湿性心内膜炎的后果
B. 常引起左心房和左心室的代偿性扩张
C. 常引起肺淤血、水肿、肺动脉高压
D. X线片中呈靴形心
E. 在心尖部可听到收缩期吹风样杂音

16. 关于原发性高血压的叙述中,下列哪一项是错误的( )
A. 常引起左心室肥大
B. 脑出血是其主要死亡原因
C. 常合并动脉粥样硬化
D. 可引起肾功能衰竭

E．可继发于肾小球肾炎等疾病

17. 高血压的血管壁玻璃样变主要发生于（　　）

A．细小动脉　　B．毛细血管

C．大动脉　　D．中动脉

E．细小静脉

18. 缓进型高血压晚期会引起（　　）

A．继发性固缩肾　　B．肾水变性

C．原发性固缩肾　　D．肾凹陷性瘢痕

E．肾盂积水

19. 高血压主要通过哪种因素导致左心衰竭（　　）

A．压力负荷增加　　B．容量负荷增加

C．心肌能量释放障碍　　D．心肌能量储存障碍

E．心肌能量利用障碍

20. 原发性高血压脑出血的常见部位是（　　）

A．小脑　　B．延脑

C．脑桥　　D．丘脑

E．内囊

21. 原发性高血压最常见的死亡原因是（　　）

A．心力衰竭　　B．高血压脑病

C．肾功能衰竭尿毒症　　D．脑出血

E．脑梗死

22. 动脉粥样硬化主要发生部位在（　　）

A．细、小动脉　　B．大、中动脉

C．细、小静脉　　D．大、中静脉

E．毛细血管

23. 动脉粥样硬化合并血栓形成的主要原因是（　　）

A．血液凝固性增高　　B．血流旋涡形成

C．血流缓慢　　D．内膜损伤

E．以上都不是

24. 原发性高血压晚期心脏X线片上常呈（　　）

A．靴形心　　B．梨形心

C．球形心　　D．绒毛心

E．哑铃心

25. 引起冠心病的最常见原因是（　　）

A．贫血　　B．冠状动脉炎症

C．冠状动脉栓塞　　D．冠状动脉粥样硬化

E．冠状动脉痉挛

26. 下述哪项关于风湿病的记述是错误的(　　)
A. 多见于温带、亚热带
B. 是一种结缔组织病
C. 抗生素的广泛应用,降低了风湿病的发病率
D. 抗体滴定度增高提示本病是由溶血性链球菌直接作用下引起
E. 早期咽部培养,溶血性链球菌阳性率达70%～90%

27. 风湿病的特征性病变见于(　　)
A. 炎症的变质渗出期
B. 炎症的增生期
C. 炎症的纤维化期
D. 浆液性炎
E. 纤维蛋白性炎

28. 风湿性心内膜炎瓣膜上的赘生物为(　　)
A. 透明血栓
B. 白色血栓
C. 混合血栓
D. 红色血栓
E. 微血栓

29. 下列关于风湿性心肉膜炎的描述中哪项是正确的(　　)
A. 瓣膜赘生物牢固相连
B. 瓣膜赘生物内有细菌
C. 受累瓣膜易穿孔
D. 受累瓣膜以三尖瓣为主
E. 赘生物位于房室瓣的心室面

30. 关于二尖瓣狭窄的叙述中,哪一项是错误的(　　)
A. 左心室肥大、扩张
B. 右心室肥大、扩张
C. 左心房肥大、扩张
D. 右心房肥大、扩张
E. 肺淤血、水肿

31. 对风湿病具有重要诊断意义的病变是(　　)
A. 风湿小体
B. 炎细胞浸润
C. 纤维素样坏死
D. 黏液状变性
E. 局部渗出

32. 风湿小体最典型的细胞是(　　)
A. 阿绍夫细胞
B. 朗格汉斯细胞
C. 泡沫细胞
D. 成纤维细胞
E. 淋巴细胞

33. 单纯性二尖瓣狭窄,心脏首先衰竭的部位是(　　)
A. 右心室
B. 左心房
C. 左心室
D. 右心房
E. 以上都不对

<table>
<tr><td></td><td>
34. 二尖瓣狭窄心脏在X线片上常呈(　　)
A. 靴形心　　B. 梨形心
C. 球形心　　D. 绒毛心
E. 虎斑心
35. 风湿病主要与哪种微生物的感染有关(　　)
A. 溶血性链球菌　　B. 铜绿假单胞菌
C. 大肠杆菌　　D. 真菌
E. 草绿色链球菌
五、简答题
1. 动脉粥样硬化的基本病理变化是什么？可引起哪些继发性变化？
2. 在动脉粥样硬化中，纤维斑块是如何演变为粥样斑块的？
3. 动脉粥样硬化病变中的脂纹是如何形成的？
4. 什么是冠心病？哪些因素可导致冠心病？为什么？有何临床表现？
5. 试述冠心病的病变类型、心肌梗死的病变特点及其临床病理联系。
6. 简要解释一下原发性高血压的发病机制。
7. 缓进型高血压各期的病变特点有哪些？
8. 高血压后期的器官损害及其后果是什么？
9. 试述典型风湿病变的演变过程。
10. 试述风湿性心脏炎的病变特点及对机体的影响。
11. 简要比较急性感染性心内膜炎和亚急性感染性心内膜炎的异同点。
12. 亚急性感染性心内膜炎的临床表现有哪些？
13. 试述二尖瓣狭窄的血流动力学变化及临床表现。
14. 试分析冠状动脉粥样硬化与心肌梗死之间的关系？
15. 通过对向心性肥大(高血压性心脏病)标本观察，心脏体积、心室壁，心脏有何改变？
16. 通过对原发性颗粒性固缩性切片观察，入球小动脉和小叶间动脉有何改变？
17. 脑动脉粥样硬化时，脑动脉有何形态改变？它与脑动脉出血的关系如何？
</td></tr>
<tr><td>作业</td><td>心血管系统疾病实验报告</td></tr>
</table>

实验项目六　呼吸系统疾病

<table>
<tr><td>实验目的</td><td>1. 会识别肺气肿、大叶性肺炎、小叶性肺炎、硅肺病理变化特征。
2. 会观察大叶性肺炎(灰色肝样变期、红色肝样变期)、小叶性肺炎、肺气肿、硅肺的镜下病变特点。</td></tr>
<tr><td>实验要点</td><td>1. 掌握大叶性肺炎、小叶性肺炎的大体及镜下特点。
2. 掌握慢性支气管炎及其常见并发症的病变特点。
3. 熟悉肺癌的大体及镜下特点。</td></tr>
<tr><td>实验材料</td><td>一、大体标本
1. 大叶性肺炎(灰色肝样变期)
2. 小叶性肺炎
3. 硅肺硅结节
4. 肺气肿
二、病理组织切片
1. 大性叶肺炎(红色肝样变期、灰色肝样变期)
2. 小叶性肺炎
3. 硅肺硅结节
4. 肺气肿</td></tr>
</table>

实验内容及方法:

(一) 大体标本观察要点

1. 大叶性肺炎(灰色肝样变期)　病变肺叶肿大、灰白色,肺切面干燥,呈颗粒状外观,质实如肝,胸膜表面有一层纤维蛋白性渗出物附着。(思考:病变肺叶是否有正常组织?)

2. 小叶性肺炎　病变多散在于各肺叶,病灶多呈灰黄色实变区,其大小相近,多个小实变区可相互融合呈大片状(融合性小叶性肺炎),病灶以支气管为中心,管腔中常有炎性渗出物。周围肺组织有充血或代偿肺气肿区。(思考:病变肺叶是否有正常肺组织?)

3. 肺气肿　肺体积增大,边缘钝圆,弹性减低,色苍白。切面见肺泡呈弥漫性扩张,似海绵。相邻肺泡因肺泡间隔断裂相互融合成肺大泡。

4. 硅肺　全肺硬度增加,有时可见胸膜肥厚,于肺切面见较多散在的灰白色粟粒大小或更大的结节,结节中央可形成硅肺性空洞,此即硅结节,其境界清楚,有的融合呈大片状灰白色区。

(二) 病理组织切片观察要点

1. 大叶性肺炎

(1) 红色肝样变期

低倍镜观察：肺泡壁毛细血管扩张充血，肺泡腔内充满大量纤维蛋白及红细胞。

高倍镜观察：肺泡腔内渗出物的形态。(思考：为什么病变肺叶找不到正常肺组织?)

(2) 灰色肝样变期

肺泡壁毛细血管受压，管腔狭窄。肺泡腔内充满纤维素网，网眼中充满大量中性白细胞及巨噬细胞。红细胞很少。(思考：红色肝样变期与灰色肝样变期在显微镜下的最主要区别是什么?)

2. 小叶性肺炎

低倍镜观察：病变呈灶状分布(首先要找到病变的细支气管)。

高倍镜观察：病变细支气管管壁、管腔的变化与正常细支气管相比较。病灶中央或偏中心部可见细支气管，管壁充血水肿，中性粒细胞浸润；管腔内充满变性坏死的中性粒细胞及脱落的上皮细胞等。细支气管周围肺泡腔内有大量浆液渗出，内有大量中性粒细胞、少量红细胞、纤维蛋白和脱落的肺上皮细胞。肺泡壁毛细血管充血，肺泡间隔水肿及少量炎细胞渗出。后期肺泡腔内渗出物常变成脓性。周边的肺组织常有代偿性气肿。

3. 硅肺 又称矽肺，胸膜呈纤维性增厚，于肺组织内见硅结节，由漩涡状排列的纤维结缔组织构成，并可见玻璃样变，酷似葱头横断面结构。

4. 肺气肿 肺泡呈弥漫性扩张，肺泡壁变薄，毛细血管受压闭塞，数目减少，部分肺泡壁断裂，相邻两个或数个肺泡融合形成大疱。小支气管和细支气管可见慢性炎症，肺小动脉内膜呈纤维性增厚。

回顾与思考

一、名词解释

1. 肺气肿 2. 慢性肺源性心脏病 3. 肺肉质变 4. 大叶性肺炎 5. 小叶性肺炎 6. 硅肺 7. 支气管扩张 8. 肺实变

二、是非题

1. 融合性支气管肺炎是纤维素性炎症。( )
2. 燕麦细胞癌是一种由支气管黏膜柱状上皮细胞发生的具有内分泌功能的肿瘤。( )
3. 燕麦细胞癌属于 APUD 瘤，其组织学来源为支气管黏膜上皮细胞。( )
4. 慢性肺原性心脏病发病的主要环节是由于肺动脉高压。( )
5. 小叶性肺炎是细支气管及其周围肺组织的急性纤维素性炎。( )
6. 与临床症状关系最为密切的慢性支气管炎病变是管壁内黏液腺增生、肥大、功能亢进。( )

7. 鼻咽癌的组织学类型中低分化鳞癌最常见。(　　)
8. 鼻咽癌的组织学类型中以泡状核细胞癌最多见。(　　)
9. 慢性支气管炎是以中小支气管病变为主的慢性炎症。(　　)
10. 中央型肺癌镜下通常是鳞状细胞癌。(　　)
11. 硅肺的基本病变是硅结节形成和肺组织的弥漫性纤维化。(　　)
12. 慢性支管炎长期反复发作可致肺气肿、肺心病。(　　)
13. 小叶性肺炎是以细支气管为中心的化脓性炎症。(　　)
14. 肺癌是肺门型(中央型)常见,且组织学类型大部为鳞癌。(　　)
15. 绝大多数肺癌来源于支气管黏膜上皮,而最常见的为鳞癌。(　　)
16. 大叶性肺炎是以中性白细胞渗出为主的急性化脓肿炎症。(　　)
17. 支气管扩张症是指中小气管管腔的持久不可复性扩大。(　　)
18. 肺心病时由于肺动脉瓣狭窄使血液回流至肺受到限制,从而导致右心室肥大。(　　)

三、填空题

1. 慢性支气管炎主要致病因素________、________、________、________。
2. 慢性支气管炎临床表现为________、________、________。
3. 肺气肿类型分为________、________、________、________。
4. 肺心病共同的病理过程是________。
5. 大叶性肺炎的病变过程可分为________、________、________、________4期。
6. 大叶性肺炎时,由于肺泡内纤维蛋白性渗出物不能及时溶解吸收,逐渐发生________,可导致肺________。
7. 一般根据病变累及的部分和范围可将肺炎分为________、________、________。
8. 小叶性肺炎常见的并发症有________、________、________、________。
9. 硅肺是因长期吸入大量含________的粉尘微粒引起的慢性职业病。
10. 硅肺病人最易并发________。
11. 慢性支气管炎主要并发症有________、________、________、________。

四、选择题

1. 慢性支气管炎病人咳痰的病变基础是(　　)
   A. 支气管黏膜上皮细胞变性坏死脱落

B．黏液腺增生肥大，黏液分泌亢进。
C．黏膜及黏膜下层充血水肿，炎细胞浸润
D．软骨萎缩、纤维化、钙化
E．支气管壁瘢痕形成

2. 引起肺气肿最常见的原因是（ ）
A．吸烟
B．空气污染
C．小气道感染
D．慢性支气管炎
E．硅肺

3. 大叶性肺炎的炎症性质是（ ）
A．纤维蛋白性炎
B．化脓性炎
C．出血性炎
D．卡他性炎
E．浆液性炎

4. 大叶性肺炎灰色肝样变期肺泡腔内主要成分是（ ）
A．纤维蛋白和中性粒细胞
B．纤维蛋白和红细胞
C．浆液和红细胞
D．中性粒细胞
E．巨噬细胞

5. 大叶性肺炎病人咳铁锈色痰是由于（ ）
A．渗出液中有细菌
B．渗出的纤维蛋白被溶解
C．肺泡腔内有浆液渗出
D．肺泡壁毛细血管充血
E．渗出的红细胞破坏、崩解、血红蛋白变性

6. 小叶性肺炎最易发生于（ ）
A．肺上叶下部
B．肺下叶上部
C．两肺下叶及背侧
D．肺尖部
E．锁骨下区

7. 下列哪项不符合小叶性肺炎（ ）
A．常见于小儿
B．常见于老年人
C．常为并发症
D．纤维蛋白性炎
E．病变常融合

8. 病毒性肺炎常见的病毒是（ ）
A．腺病毒
B．流感病毒
C．麻疹病毒
D．EB病毒
E．合胞病毒

9. 病毒性肺炎的主要诊断依据是（ ）
A．淋巴细胞、单核细胞浸润
B．间质性肺炎
C．透明膜形成
D．肺泡性肺炎
E．上皮细胞内的病毒包涵体

10. 硅肺的特征性病变是(　　)
A. 肺门淋巴结肿大　　B. 肺质地变硬
C. 胸膜纤维化　　D. 肺气肿
E. 硅结节

11. 肺心病的病理诊断标准是(　　)
A. 右心室肥大扩张
B. 心尖部钝圆,肺动脉圆锥膨隆
C. 肺动脉瓣下 2 cm 处右心室壁厚超过 0.5 cm
D. 心肌细胞肥大
E. 心肌肌浆溶解,横纹消失

12. 小儿麻疹后出现高热持续不退,咳嗽,咳脓痰,听诊双下肺闻及湿啰音,可考虑诊断为(　　)
A. 大叶性肺炎　　B. 小叶性肺炎
C. 间质性肺炎　　D. 病毒性肺炎
E. 支原体肺炎

13. 硅肺病人最易并发(　　)
A. 肺脓肿　　B. 大叶性肺炎
C. 肺结核　　D. 肺气肿
E. 肺纤维化

14. 慢性肺源性心脏病发病的关键环节是(　　)
A. 肺动脉高压　　B. 肺不张
C. 支气管阻塞　　D. 肺病感染
E. 肺实变

15. 大叶性肺炎红色肝样变期肺泡中的主要渗出物是(　　)
A. 纤维素和红细胞　　B. 纤维素和中性粒细胞
C. 浆液　　D. 浆液和中性粒细胞
E. 浆液和纤维素

16. 小叶性肺炎不同于大叶性肺炎的重要病理特点是(　　)
A. 肺泡壁常遭破坏　　B. 肺泡内纤维素渗出
C. 肺泡壁常不遭破坏　　D. 肺泡内中性粒细胞渗出
E. 肺泡壁炎细胞渗出

17. 病人反复咳嗽、咳脓性痰、咯血近 10 年。X 线检查见大量支气管呈囊状和圆柱状扩张,并伴随阴影,可诊断为(　　)
A. 肺气肿　　B. 支气管哮喘
C. 小叶性肺炎　　D. 支气管扩张
E. 肺结核

18. 病人,25岁,受寒后出现咳嗽,咳铁锈色痰,X线见右肺呈大片均匀致密的阴影,可初步诊断为(　　)
A. 支原体肺炎
B. 小叶性肺炎
C. 病毒性肺炎
D. 大叶性肺炎
E. 坠积性肺炎

19. 病人慢性支气管炎15年,近期出现呼吸困难、发绀、下肢水肿、肝大、可诊断为(　　)
A. 支气管扩张
B. 心肌炎
C. 慢性肺源性心脏病
D. 慢性阻塞性肺气肿
E. 肺脓肿

20. 病人,5岁,上幼儿园后,出现发热、剧烈干咳1天。X线呈节段性阴影。咽拭子培养肺炎支原体。可初步诊断为(　　)
A. 支原体肺炎
B. 小叶性肺炎
C. 病毒性肺炎
D. 大叶性肺炎
E. 吸入性肺炎

21. 大叶性肺炎肺泡中的渗出物溶解主要靠(　　)
A. 中性粒细胞吞噬
B. 中性粒细胞释放的溶解酶
C. 巨噬细胞吞噬
D. 红细胞崩解
E. 纤维素的机化

22. 小叶性肺炎不同于大叶性肺炎在病理学上最根本的区别(　　)
A. 发病年龄不同
B. 炎症性质不同
C. 病灶大小不同
D. 预后不同
E. 病原体不同

23. 小叶性肺炎病变性质为(　　)
A. 浆液性炎
B. 化脓性炎
C. 纤维素性炎
D. 卡他性炎
E. 变质性炎

24. 支原体肺炎病变性质为(　　)
A. 间质炎
B. 肺泡性炎
C. 纤维索性炎
D. 卡他性炎
E. 变质性炎

25. 大叶性肺炎肺肉质变是因为(　　)
A. 中性粒细胞渗出过多
B. 中性粒细胞渗出过少
C. 纤维素渗出过多
D. 红细胞渗出过多
E. 红细胞渗出过少

26. 镜下见肺泡扩张，肺泡间隔变薄断裂，相邻肺泡融合成较大囊腔指（　　）

A．肺气肿　　B．肺不张
C．肺实变　　D．肺水肿
E．肺淤血

27. 慢性肺源性心脏病发病的主要环节是（　　）

A．肺纤维化　　B．肺毛细血管减少
C．慢性阻塞性肺气肿　　D．右心收缩力减弱
E．肺循环阻力增大，肺动脉高压

28. 慢性支气管炎黏膜病变下列哪项容易癌变（　　）

A．支气管黏膜上皮细胞变性坏死脱落
B．黏液腺增生肥大，黏液分泌亢进
C．黏膜及黏膜下层充血水肿，炎细胞浸润
D．软骨萎缩、纤维化、钙化
E．支气管黏膜上皮鳞化

29. 大叶肺炎肉眼观，病变肺叶体积渐恢复，质地较，切面颗粒状外观逐渐消失。镜下，肺泡腔内中性粒细胞变性坏死，纤维蛋白溶解液化。肺泡中巨噬细胞明显增多。此期为（　　）

A．充血水肿期　　B．红肝期
C．灰肝期　　D．消散期
E．肺淤血期

30. 病毒性肺炎的主要以那种细胞浸润为主（　　）

A．淋巴细胞、单核细胞浸润　　B．淋巴细胞、浆细胞浸润
C．中性粒细胞浸润　　D．嗜酸粒细胞浸润
E．嗜碱粒细胞浸润

31. 引起硅肺的尘粒大小一般在（　　）

A．5 μm　　B．6 pm
C．7 μm　　D．8 μm
E．9 μm

32. 硅肺最常见的并发症为（　　）

A．肺气肿　　B．肺不张
C．肺心病　　D．气胸
E．肺结核病

33. Ⅰ期硅肺病变部位主要限于（　　）

A．胸膜　　B．肺间质
C．肺泡　　D．支气管
E．肺淋巴结

<table>
<tr><td></td><td>五、简答题
1. 慢性支气管炎的主要病理变化是什么？
2. 大叶性肺炎的主要肉眼病理变化有什么特点？
3. 大叶性肺炎的常见并发症有哪些？
4. 小叶性肺炎的常见并发症有哪些？
5. 大叶性肺炎的典型临床表现有哪些？
6. 间质性肺炎的病理特点有哪些？
7. 试述硅肺的分期及并发症。
8. 大叶性肺炎切片中，你认为多数肺泡的病变属于哪一个时期？结合这一时期的病理变化分析其临床表现。
9. 观察肺气肿大体标本的病理变化及临床病理联系。
10. 比较大叶性肺炎和小叶性肺炎镜下病理变化的区别。</td></tr>
<tr><td>作业</td><td>呼吸系统疾病实验报告</td></tr>
</table>

实验项目七　消化系统疾病

<table>
<tr><td>实验目的</td><td>1. 会识别溃疡病、肝炎、肝硬化大体标本，描述其形态特点。
2. 会观察慢性胃炎、溃疡病、肝炎、肝硬化组织切片，描述其镜下特点。</td></tr>
<tr><td>实验要点</td><td>1. 掌握病毒性肝炎的基本病变，病理类型与临床病理联系。
2. 掌握肝硬化的病变特点与临床病理联系。
3. 了解原发性肝癌与肝炎、肝硬化的关系及其病理形态特点。
4. 了解胃溃疡的病理变化、后果及合并症。
5. 了解消化道肿瘤病理形态及临床表现的共同特点。</td></tr>
<tr><td>实验材料</td><td>一、大体标本
1. 溃疡病
2. 急性重型肝炎
3. 门脉性肝硬化
4. 坏死后性肝硬化
二、病理组织切片
1. 慢性胃炎
2. 溃疡病
3. 急性肝炎
4. 急性重型肝炎
5. 门脉性肝硬化
6. 坏死后性肝硬化</td></tr>
</table>

实验内容及方法：

（一）大体标本观察要点

1. 胃溃疡　胃小弯近幽门部一图形（或椭圆形）溃疡，直径小于 2 cm。溃疡边缘整齐，底部平坦，周围黏膜皱襞呈放射状排列。

2. 急性重型肝炎　肝体积明显缩小，包膜皱缩，质地柔软。表面和切面呈土黄色或红褐色。

3. 门脉性肝硬化　肝体积不同程度缩小，表面呈颗粒状。切面见大小比较一致的灰黄色或黄绿色结节，直径小于 0.5 cm，由纤细的灰白色纤维包绕，弥漫分布于肝内。

4. 坏死后性肝硬化　肝体积缩小、变形，表面和切面结节大小悬殊，结节周围纤维间隔较宽，且宽窄不一。

(二) 病理组织切片观察要点

1. 慢性萎缩性胃炎 黏膜层次变薄，上皮腺体减少，且有明显的肠上皮化生，固有层慢性炎细胞浸润，并可见淋巴滤泡形成。

2. 胃溃疡 组织凹陷处为溃疡底部，两侧为溃疡边缘；溃疡底部由上至下分为四层，即渗出层、坏死层、肉芽层和瘢痕层。瘢痕层内可见小动脉内膜炎等改变。

3. 急性肝炎 肝细胞体积增大，胞浆透亮；肝细胞点状坏死；少数肝细胞凋亡（嗜酸性变和嗜酸小体）；汇管区及坏死灶内有淋巴细胞浸润。

4. 急性重型肝炎 肝细胞广泛性坏死，仅小叶边缘少量肝细胞残留；浸润的炎细胞主要为淋巴细胞和单核细胞。

5. 门脉性肝硬化 肝结构破坏，代之以形态相对较一致的假小叶，假小叶内肝细胞呈群团状排列，中央静脉缺如，偏位或多个，也可见汇管区结构；假小叶之间纤维间隔相对整齐细窄，将肝细胞结节分隔。

6. 坏死后性肝硬化 肝结构破坏，再生的肝细胞结节（假小叶）大小不等，小的仅为数个肝细胞，假小叶间纤维化明显，纤维间隔宽窄不一，并可见淋巴细胞单核细胞浸润及小胆管增生。

回顾与思考

一、名词解释

1. 嗳气 2. 点状坏死 3. 碎片状坏死 4. 桥接坏死 5. 肝硬化
6. 假小叶 7. 溃疡病

二、是非题

1. 门脉性肝硬化后期可导致门静脉高压和肝功能不全的后果。（ ）
2. 癌组织浸润癌组织浸润到黏膜肌层时属中、晚期胃癌。（ ）
3. 慢性肝炎分为黄疸型肝炎及无黄疸型肝炎两种。（ ）
4. 甲型病毒性肝炎的病理切片（HE）中从不出现毛玻璃样干细胞。（ ）
5. 肠上皮化生常见于慢性萎缩性胃炎。（ ）
6. 判断胃癌的早、晚期主要根据其是否有转移。（ ）
7. 原发性肝癌是指肝细胞发生的恶性肿瘤。（ ）
8. 由肝细胞和胆管上皮细胞发生的恶性肿瘤均称为原发性肝癌。（ ）
9. 毛细胞多见于HBsAg携带者及慢性肝炎患者的肝组织中。（ ）
10. 当肝细胞灶性坏死并有肝细胞再生及纤维组织增生时称肝硬变。（ ）
11. 由肝细胞和肝内胆管上皮发生的恶性肿瘤均称为原发性肝癌。（ ）

12. 十二指肠溃疡病很少癌变或不癌变。(　　)
13. 卵巢的 krukenberg 瘤原发灶应首先考虑在胃肠道等器官。(　　)
14. 慢性胃溃疡肉眼形态通常是直径 2 cm 以内,圆形或椭圆形溃疡,边缘似刀割状。(　　)
15. 胃癌最主要的转移途径为直接蔓延。(　　)
16. 有门静脉高压的肝硬化,称为门脉性肝硬化。(　　)
17. 中晚期食道癌肉眼分型有平坦型、溃疡型、髓质型及缩窄型。(　　)
18. 慢性浅表性胃炎时最有诊断意义的是炎性细胞浸润黏膜浅层甚至全层,但不累及固有腺体。(　　)
19. 胃癌只要有转移的均不能称为早期胃癌。(　　)

三、填空题

1. 急性胃炎根据病变特点可分为____________、____________、____________。
2. 慢性胃炎根据病变特点可分为____________、____________。
3. 溃疡病的发病主要与____________和____________关系最为密切。
4. 胃溃疡多发生在____________,十二指肠溃疡多发生在____________;溃疡形状为____________;直径约____________cm;溃疡镜下组织结构可分为____________、____________、____________、____________;常见的并发症____________、____________、____________、____________。
5. 病毒性肝炎的基本病变____________、____________、____________、____________;其中急性肝炎的主要病变特点为____________,急性重型肝炎的主要病变特点为____________。
6. 肝炎病毒传染途径主要有____________、____________、____________。
7. 小结节性肝硬化后期,肝体积____________,重____________,质地____________。
8. 肝硬化镜下正常肝小叶结构破坏,由大小不等的圆形或椭圆形的____________结节所取代,这些结节不具有正常肝小叶的结构,故称为____________。
9. 假小叶内肝细胞索排列紊乱,中央静脉常缺如____________或____________,在周围增生的纤维组织内,可见____________细胞及____________细胞浸润。
10. 肝硬化发生肝功能障碍时,血浆蛋白的变化表现为____________减少,而____________增高,两者比例下降或____________。

11. 肝硬化病人由于雌激素灭活障碍，可引起小血管分支扩张而出现________和肝掌，尚可见男性________发育和________萎缩，女性出现________失调。

四、选择题

1. 容易导致穿孔的胃炎为（　　）
   A. 急性卡他性胃炎　　B. 急性腐蚀性胃炎
   C. 急性出血性胃炎　　D. 慢性萎缩性胃炎
   E. 慢性浅表性胃炎
2. 易发生癌变的胃炎为（　　）
   A. 慢性浅表性胃炎　　B. 慢性萎缩性胃炎
   C. 急性卡他性胃炎　　D. 急性腐蚀性胃炎
   E. 急性出血性胃炎
3. 下列胃炎的发病与幽门螺旋杆菌感染最为密切的是（　　）
   A. 慢性浅表性胃炎　　B. 慢性萎缩性胃炎
   C. 急性出血性胃炎　　D. 急性卡他性胃炎
   E. 急性腐蚀性胃炎
4. 慢性萎缩性胃炎的主要病变特点是（　　）
   A. 主细胞消失　　B. 壁细胞消失
   C. 黏液细胞化生　　D. 肠上皮幽门腺上皮化生
   E. 黏膜层增厚
5. 萎缩性胃炎与浅表性胃炎之间，最重要的区别点是（　　）
   A. 病变部位　　B. 炎症性浸润的程度
   C. 黏膜厚度　　D. 固有膜腺体是否有萎缩
   E. 以上病变都不是
6. 溃疡病穿孔后最严重的后果是（　　）
   A. 穿孔后引起弥漫性腹膜炎
   B. 穿孔后不与腹腔相通而进入邻近器官
   C. 穿孔后引起胃和十二指肠周围脓肿形成
   D. 穿孔后小网膜急性炎症
   E. 穿孔后引起的肠粘连
7. 除了哪一项外，下列均为胃溃疡的肉眼形态特点（　　）
   A. 溃疡通常只有一个
   B. 圆形或椭圆形
   C. 直径一般大于 2.5 cm
   D. 溃疡边缘整齐，底部干净、光滑
   E. 深达肌层或浆膜层

8. 下列除了哪一种外，均是溃疡病的合并症(　　)
A. 愈合　B. 幽门狭窄
C. 穿孔　D. 出血
E. 癌变
9. 慢性胃溃疡最常见的并发症是(　　)
A. 穿孔　B. 幽门梗阻
C. 恶变　D. 出血
E. 以上病变都不是
10. 溃疡病癌变多见于(　　)
A. 胃溃疡病　B. 十二指肠溃疡病
C. 胃十二指肠溃疡先后都癌变　D. 十二指肠溃疡合并出血
E. 以上都不是
11. 胃溃疡病溃疡底部的组织学改变是(　　)
A. 炎性渗出物　B. 坏死组织
C. 肉芽组织　D. 瘢痕形成
E. 以上几种病变
12. 急性肝炎最常见的结局是(　　)
A. 急性肝功能衰竭　B. 逐渐恢复健康
C. 发展为肝硬化　D. 转变为慢性活动性肝炎
E. 并发肝细胞癌
13. 病毒性肝炎可演变为肝硬化，尤其常见于(　　)
A. 急性普通型肝炎　B. 急性重型肝炎
C. 重度慢性肝炎　D. 轻度慢性肝炎
E. 亚急性重型肝炎
14. 急性肝炎的坏死灶属于(　　)
A. 碎片状坏死　B. 点状坏死
C. 纤维蛋白样坏死　D. 大片状坏死
E. 桥接坏死
15. 下列除哪一项外，都是病毒性肝炎的变质性改变(　　)
A. 气球样变　B. 嗜酸性变
C. 脂肪变性　D. 胞浆疏松化
E. 嗜酸性小体
16. 哪一型肝炎重量减轻最明显(　　)
A. 急性普通型肝炎　B. 急性重型肝炎
C. 亚急性重型肝炎　D. 轻度慢性肝炎
E. 中度慢性肝炎

17. 急性肝炎的病变性质是(　　)
A. 以肝细胞增生为主的炎症
B. 以汇管区间质增生为主的炎症
C. 以肝细胞变性为主的炎症
D. 以汇管区渗出为主的炎症
E. 以肝细胞坏死为主的炎症

18. 关于急性重型肝炎的镜下改变,下述哪项是错的(　　)
A. 肝细胞再生不明显
B. 肝细胞广泛坏死
C. 肝细胞再生明显
D. Kupffer 细胞吞噬细胞碎屑及色素
E. 有大量炎细胞浸润

19. 门脉性肝硬化最严重的合并症是(　　)
A. 脾大　　B. 腹水
C. 痔静脉曲张　　D. 肝性脑病
E. 性激素水平紊乱

20. 肝硬化病人全血减少的主要原因是(　　)
A. 营养不良　　B. 脾功能亢进
C. 消化道出血　　D. 腹水
E. 维生素缺乏

21. 下列哪一项不属于门静脉高压症的表现(　　)
A. 脾大　　B. 肝大
C. 食管静脉曲张　　D. 痔疮形成
E. 腹水

22. 下列哪一项不是肝硬化的特点(　　)
A. 病因消除后即可恢复肝脏的正常结构
B. 腹水形成　　C. 胃肠道出血
D. 男性女性化　　E. 蜘蛛痣

23. 肝硬化蜘蛛痣发生主要是由于(　　)
A. 侧支循环形成　　B. 雌激素增多
C. 凝血机制障碍　　D. 血管内压增高
E. 低蛋白血症

24. 门脉性肝硬变的特征性病变是(　　)
A. 肝细胞变性、坏死　　B. 汇管区炎细胞浸润
C. 纤维组织增生　　D. 假小叶形成
E. 肝细胞再生

25. 与肝硬化腹水形成无关的因素是(　　)
A. 肝内淋巴液生成过多
B. 肠系膜毛细血管内压升高
C. 血浆胶体渗透压升高
D. 醛固酮、抗利尿激素释放增多
E. 钠水潴留

26. 肝硬化肝功能不全的临床表现中,下列哪项是错误的(　　)
A. 血浆白蛋白减少　　B. 腹水
C. 出血倾向　　D. 蜘蛛痣
E. 性腺发育

27. 肝硬化门脉高压时最危险的临床表现是(　　)
A. 脾肿大　　B. 脾功能亢进
C. 胃肠道淤血　　D. 腹水
E. 食管下段静脉曲张破裂

28. 下列肝硬化的临床表现中,哪项是由于肝功能障碍引起的(　　)
A. 脾肿大　　B. 蜘蛛痣
C. 腹水　　D. 食管下段静脉曲张
E. 胃肠道淤血

29. 十二指肠溃疡最常见的发生部位为十二指肠(　　)
A. 球部　　B. 降部
C. 水平部　　D. 升部
E. 以上都不对

30. 急性病毒性肝炎的主要病变特点是(　　)
A. 肝细胞广泛变性、坏死轻微　　B. 肝细胞大片坏死
C. 肝细胞结节状再生　　D. 桥接坏死
E. 碎片坏死

31. 我国肝硬化的主要原因为(　　)
A. 中毒　　B. 营养缺乏
C. 慢性酒精中毒　　D. 病毒性肝炎
E. 黄曲霉毒素中毒

32. 下列哪项不是门脉高压的临床表现(　　)
A. 脾大　　B. 腹水
C. 胃肠道淤血　　D. 蜘蛛痣
E. 侧支循环建立

33. 以腹水为主要表现的病理过程是(　　)
A. 心性水肿　　B. 肾性水肿

	C．肝性水肿　D．特发性水肿 E．炎性水肿 34．门静脉回流受阻可引起哪个脏器淤血（　） A．脑　B．肝 C．肾　D．肺 E．脾 35．溃疡病最主要的临床表现是（　） A．周期性发作、节律性上腹部疼痛 B．进食后呕吐　C．进食后反酸、嗳气 D．上腹饱胀　E．食欲减退、消瘦 **五、简答题** 1．慢性萎缩性胃炎A、B型的主要鉴别点有哪些？ 2．溃疡病的肉眼形态变化特点有哪些？ 3．溃疡病的主临床表现及常见并发症有哪些？ 4．慢性病毒性肝炎分哪几种类型？ 5．重型病毒性肝炎分哪几种类型？ 6．请谈谈肝炎病人的护理原则。 7．简述门脉性肝硬化病理变化。 8．说出门脉性肝硬化的主要临床表现。 9．叙述胃溃疡症的好发部位，肉眼及镜下病变特点。溃疡病经久不愈和产生疼痛的原因分别是什么？ 10．消化道癌分别好发于哪些部位？肉眼观察消化道癌有哪些共同特点？ 11．哪一型病毒性肝炎易形成肝硬化？
作业	消化系统疾病实验报告

实验项目八　泌尿系统疾病

实验目的	1. 会识别弥漫性毛细血管内增生性肾小球肾炎、弥漫性硬化性肾小球肾炎、慢性肾盂肾炎的大体标本形态变化。 2. 会观察弥漫性毛细血管内增生性肾小球肾炎、弥漫性硬化性肾小球肾炎、慢性肾盂肾炎的镜下特点。
实验要点	1. 掌握弥漫性毛细血管内增生性肾小球肾炎的大体及镜下特点。 2. 掌握慢性硬化性肾小球肾炎的镜下病变特点。 3. 掌握新月体性肾小球肾炎的镜下病变特点。 4. 熟悉急性、慢性肾盂肾炎的病变特点及感染途径。 5. 熟悉肾癌、膀胱癌的病理组织学形态及临床特点。
实验材料	**一、大体标本** 1. 弥漫性毛细血管内增生性肾小球肾炎 2. 弥漫性硬化性肾小球肾炎 3. 慢性肾盂肾炎 **二、病理组织切片** 1. 弥漫性毛细血管内增生性肾小球肾炎 2. 弥漫性硬化性肾小球肾炎 3. 慢性肾盂肾炎

实验内容及方法：

(一) 大体标本观察要点

1. 弥漫性毛细血管内增生性肾小球肾炎　肾体积增大、表面光滑、颜色变深(系充血所致)、表面可见多数散在分布的小出血点呈黑褐色小斑点;切面皮质增厚达 1 cm 左右(正常约 0.5 cm 左右),皮质与髓质分界清楚,亦可见褐色小斑点。

2. 弥漫性硬化性肾小球肾炎　肾体积明显缩小、重量减轻、质地变硬、肾表面不光滑呈高低不平的细颗粒状,颗粒大小较为一致;切面:肾皮质萎缩变薄,皮质与髓质分界不清,条纹模糊;小动脉壁增厚,切面呈哆开状;剖验时肾包膜不易剥离。

3. 慢性肾盂肾炎　肾脏体积缩小,质地变硬。表面高低不平,有不规划的大的凹陷性瘢痕。切面可见皮、髓质界限不清,肾乳头部萎缩。肾盂、肾盏因瘢痕收缩而变形。

(二) 病理组织切片观察要点

1. 弥漫性毛细血管内增生性肾小球肾炎

低倍镜(通览全片,区分皮质和髓质):皮质区见大多数肾小球体积增大;周围肾小管肿大扩张,管腔内可见各种管型;肾间质血管扩张充血。

高倍镜:肾小球内细胞数量显著增多(光镜下不易区分细胞种类,实为内皮细胞和系膜细胞的肿胀增生),毛细血管腔狭窄,肾球囊内有少量中性粒细胞、单核细胞浸润;周围肾小管上皮细胞发生细胞水肿。

2. 弥漫性硬化性肾小球肾炎

低倍镜:大量肾小球纤维化和玻璃样变,其所属肾小管萎缩消失或纤维化;部分肾单位肾小球体积增大,肾小管扩张,上皮细胞呈高柱状,扩张的肾小管内可见各种管型;肾间质纤维组织增生,并有多数淋巴细胞浸润,纤维化使病变肾小球相互靠拢;部分肾小动脉发生硬化,管壁增厚,管腔狭窄。

高倍镜:观察纤维化及玻璃样变的肾小球。

3. 慢性肾盂肾炎 低倍镜下病变呈不规则分布。病变区多数肾萎缩、纤维化,有些肾小管扩张,腔内有红染的胶样管型,似甲状腺滤泡,肾球囊周围纤维化和球囊壁同心层状纤维化是其特征性改变。间质大量淋巴细胞、浆细胞、单核细胞浸润、纤维组织增生,小血管内膜增厚、管腔狭窄。病变间肾组织相对正常。

回顾与思考	**一、名词解释** 1. 新月体　2. 继发性颗粒性固缩肾　3. 肾病综合征　4. 膀胱刺激征 **二、是非题** 1. 急性肾盂肾炎是渗出性质炎症,而急性肾小球肾炎是增生性炎症。(　　) 2. 急性肾小球肾炎是由溶血性链球菌引起的增生性炎症。(　　) 3. 急性肾盂肾炎是由溶血性链球菌直接引起的增生性炎症。(　　) 4. 肾盂肾炎是由细菌感染引起的肾间质的化脓性炎症。(　　) 5. 肾病综合征包括高血压、高蛋白尿、高度水肿。(　　) 6. 多数人认为轻微病变性肾小球肾炎不是免疫复合物引起。(　　) **三、填空题** 1. 弥漫性毛细血管内增生性肾小球肾炎时,__________内细胞增多,其增生的细胞主要是__________、__________、__________。 2. 肾盂肾炎的感染途径主要有__________和__________,其中以__________最为常见。

3. 免疫复合物引起肾小球肾炎的发病机制包括________和________两个方面。
4. 弥漫性新月体性肾小球肾炎的病变特点是________形成。
5. 弥漫性毛细血管内增生性肾小球肾炎，其主要临床症状为______、________和________。
6. 弥漫性硬化性肾小球肾炎镜下，大量肾小球________其所属肾小管________。
7. 肾盂肾炎是累及________、________和________的________炎症，多发生于________。
8. 急性肾盂肾炎早期________多不受累，临床尿的改变主要表现________、________、________。
9. 急性肾盂肾炎的合并症有________、________。

四、单选题

1. 弥漫性毛细血管内增生性肾小球肾炎中增生的细胞主要是(　　)
   A. 肾小球球囊脏层上皮细胞
   B. 肾小球球囊壁层上皮细胞
   C. 肾小球系膜细胞和内皮细胞
   D. 肾小球周围的成纤维细胞
   E. 单核细胞
2. 新月体性肾小球肾炎的病变特点是(　　)
   A. 肾小球血管系膜细胞增生
   B. 肾小管上皮细胞变性
   C. 肾间质充血水肿
   D. 肾球囊壁层上皮细胞增生
   E. 肾小球基底膜不规则增厚
3. 肾病综合征的主要表现包括(　　)
   A. 高脂血症　　B. 严重水肿
   C. 低蛋白血症　　D. 大量蛋白尿
   E. 以上都是
4. 下述哪项不是急性肾炎综合征的表现(　　)
   A. 血尿　　B. 高血压
   C. 水肿　　D. 蛋白尿
   E. 贫血
5. 有关肾小球肾炎的病因和发病机制叙述正确的是(　　)
   A. 细菌感染直接引起　　B. 病毒感染直接引起
   C. 炎症介质起介导作用　　D. 细胞免疫起主要作用
   E. 肾小球内有免疫复合物形成和沉积

6. 急性肾盂肾炎的基本病变属于(　　)
A. 纤维素性炎
B. 浆液性炎
C. 急性增生性炎
D. 化脓性炎
E. 出血性炎

7. 关于慢性肾盂肾炎的叙述,下列哪项是错误的(　　)
A. 肉眼观为颗粒性固缩肾
B. 肾脏出现不规则的瘢痕
C. 小血管可有玻璃样变
D. 肾小球可发生纤维化
E. 有肾小管功能障碍

8. 急性弥漫性增生性肾小球肾炎的特点不包括(　　)
A. 肾小球内有链球菌菌栓
B. 多见于儿童
C. 肾小球毛细血管腔变窄,甚至闭塞
D. 血尿
E. 血液中抗链球菌溶血素"O"增高

9. 一女性病人,出现发热、腰痛、膀胱刺激症状,尿液检查白细胞(++),细菌(+),最可能的诊断是(　　)
A. 急性弥漫性增生性肾小球肾炎
B. 尿路感染
C. 慢性肾盂肾炎
D. 慢性肾小球肾炎
E. 急性肾盂肾炎

10. 慢性硬化性肾小球肾炎的晚期肾小球的最主要变化是(　　)
A. 肾小球入球动脉透明变性
B. 肾球囊壁层上皮细胞增生
C. 肾小球纤维化,透明变性
D. 肾小球周围纤维化
E. 肾小球毛细血管内皮细胞和系膜细胞增生

11. 膀胱刺激征指(　　)
A. 尿少、尿急、尿痛
B. 腰痛、血尿、尿痛
C. 尿痛、菌尿、脓尿
D. 尿频、尿急、尿痛
E. 菌尿、血尿、蛋白尿

12. 肾盂肾炎最主要的感染途径有(　　)
A. 直接感染
B. 淋巴道感染
C. 上行性感染
D. 血源性感染
E. 医源性感染

13. 急性肾小球肾炎是一种(　　)
A. 化脓性炎
B. 以出血为主的炎
C. 以变质为主的炎
D. 以渗出为主的炎
E. 以增生为主的炎

14. 下列哪项不是急性肾盂肾炎的病变特点(　　)
A. 女性多于男性
B. 肾盂急性化脓性炎
C. 多为血源性感染引起
D. 致病菌为大肠杆菌
E. 肾脏体积增大

15. 毛细血管内增生性肾小球肾炎主要与下列哪种病原体感染有关(　　)
A. 肺炎球菌
B. 寄生虫
C. 病毒
D. 链球菌
E. 葡萄球菌

16. 膜增生性肾小球肾炎的主要病变是(　　)
A. 内皮细胞增生和系膜基质增多
B. 系膜细胞增生和基质增多
C. 系膜硬化
D. 肾小管内脂质沉积
E. 单核细胞和中性粒细胞浸润

17. 关于肾盂肾炎的概念,下列哪项最确切(　　)
A. 肾间质的化脓性炎
B. 以肾小管、肾盂、肾间质为主的化脓性炎
C. 肾盂黏膜的化脓性炎
D. 肾盂、肾间质、肾小管的非化脓性炎
E. 以上都正确

18. 引起肾盂肾炎的最常见致病菌是(　　)
A. 葡萄球菌
B. 变形杆菌
C. 大肠杆菌
D. 产气杆菌
E. 链球菌

19. 血源性感染肾盂肾炎的最常见病原菌是(　　)
A. 大肠杆菌
B. 链球菌
C. 葡萄球菌
D. 真菌
E. 肠球菌

20. 引起肾盂肾炎的最重要的诱因是(　　)
A. 导尿
B. 机体抵抗力下降
C. 合并肾脏肿瘤
D. 尿路阻塞
E. 尿道膀胱镜检查

21. 一侧肾脏体积缩小,且有瘢痕形成,最可能的诊断是(　　)
A. 肾压迫性萎缩
B. 原发性肾固缩
C. 慢性肾盂肾炎
D. 肾动脉粥样硬化
E. 慢性硬化性肾小球肾炎

22. 急性弥漫性增生性肾小球肾炎高血压发生的主要原因可能是(　　)
A. 全身小动脉痉挛
B. 肾素血管紧张素水平增高
C. 水钠潴留,血容量增加
D. 肾小管重吸收增加
E. 肾小管坏死

23. 急性弥漫性增生性肾小球肾炎和急性肾盂肾炎病人尿液检查最大的不同是后者(　　)
A. 尿液内有红细胞　　B. 尿液内有白细胞
C. 尿液内有脓细胞　　D. 尿液内有管型
E. 尿液内有蛋白

24. 引起肾脏体积明显缩小的病变是(　　)
A. 肾细胞癌　　B. 肾结核
C. 肾脓肿　　D. 急性肾盂肾炎
E. 慢性肾小球肾炎

25. 关于慢性肾小球肾炎的叙述,下列哪项是正确的(　　)
A. 两侧肾脏体积增大
B. 可形成原发性颗粒性固缩肾
C. 少尿、血尿进行性加重
D. 常有贫血、高血压和肾功能不全
E. 病人预后较好

26. 儿童病人出现肉眼血尿、蛋白尿,眼睑浮肿、血压增高,初步诊断是(　　)
A. 慢性肾小球肾炎
B. 急性弥漫性增生性肾小球肾炎
C. 膜性增生性肾小球肾炎
D. 急性肾盂肾炎
E. 新月体性肾小球肾炎

27. 急性弥漫性增生性肾小球肾炎的大体标本可表现为(　　)
A. 正常肾　　B. 大红肾、蚤咬肾
C. 固缩肾　　D. 大白肾
E. 多囊肾

28. 慢性肾小球肾炎其肉眼可见改变是(　　)
A. 原发性颗粒性固缩肾　　B. 大红肾
C. 继发性颗粒性固缩肾　　D. 大白肾
E. 蚤咬肾

29. 新月体性肾小球肾炎的预后主要取决于(　　)

A. 性别、年龄

B. 机体的抵抗力

C. 治疗方法

D. 新月体的数量和病变广泛程度

E. 以上都是

30. 关于膜性增生性肾小球肾炎的叙述,下列哪项是错误的(　　)

A. 又称为系膜毛细血管性肾小球肾炎

B. 可发生于儿童和成人

C. 可分为继发性和原发性两种

D. 原发性Ⅰ型较Ⅱ型预后差

E. 多数病人表现为肾病综合征

五、简答题

1. 简述弥漫性硬化性肾小球肾炎的病理变化。
2. 用病理变化来说明弥漫性毛细血管内增生性肾小球肾炎病人出现血尿、蛋白尿、少尿、水肿及高血压的机制。
3. 肾盂肾炎有哪些感染途径和诱因？为什么女性多于男性？
4. 试比较急性肾盂肾炎血源性感染和上行性感染病变的区别。
5. 观察弥漫性毛细血管内增生性肾小球肾炎的标本及切片,肾脏体积有何变化？肾脏表面和切面有何变化？
6. 新月体肾小球肾炎的体积、表面颜色有何改变？肾小球、肾小管有何改变？
7. 慢性硬化性肾小球肾炎的体积和表面有何变化？肾单位的病变特点？
8. 肾盂肾炎与肾小球肾炎的病理变化主要区别是什么？

作业	泌尿系统疾病实验报告

实验项目九　生殖系统与乳腺疾病

实验目的	1. 会识别宫颈息肉、子宫颈鳞状细胞癌、子宫腺肌病、葡萄胎、乳腺癌、前列腺增生和前列腺癌的大体标本形态变化。 2. 会观察宫颈息肉、子宫颈鳞状细胞癌、子宫腺肌病、子宫内膜增生、葡萄胎、乳腺癌、前列腺增生和前列腺癌的镜下病变特点。
实验要点	1. 掌握子宫颈癌、乳腺癌的分类和好发部位。 2. 掌握葡萄胎、侵蚀性葡萄胎、绒毛膜癌的病理组织学形态及临床特点。
实验材料	**一、大体标本** 1. 宫颈息肉 2. 子宫颈鳞状细胞癌 3. 子宫腺肌病 4. 子宫肌瘤 5. 葡萄胎 6. 乳腺癌 7. 前列腺增生 8. 前列腺癌 **二、病理组织切片** 1. 宫颈息肉 2. 子宫颈鳞状细胞癌 3. 子宫腺肌病 4. 子宫内膜增生 5. 葡萄胎 6. 乳腺癌 7. 前列腺增生 8. 前列腺癌

实验内容及方法：

（一）大体标本观察要点

1. 宫颈息肉　肉眼观病变呈息肉状，有蒂，鲜红色，表面光滑。

2. 子宫颈鳞状细胞癌　肉眼观察子宫颈处可见浸润型、溃疡型或菜花型肿物，表面不光滑，切面肿物呈灰白色，侵犯并破坏子宫颈组织。

3. 子宫腺肌病　肉眼观子宫呈对称性球形增大。切面见子宫肌壁增厚，肌纤维束增粗，呈旋涡状排列，散在囊性小孔，其内可见红棕色出血点或出血灶。

4. 子宫肌瘤 肉眼观察子宫呈结节状增大，切面见宫壁散在多发结节，大小不一，向宫腔内和浆膜下突起，结节圆形卵圆形，界清，有假包膜，切面外翻，灰白色编织状纤维样，质韧。

5. 葡萄胎 肉眼观察绒毛水肿，呈半透明的水泡状，似葡萄，大小不等，大者直径约 1～2 cm。

6. 乳腺癌 肉眼观察肿瘤多为单个，呈结节状，质地硬，切面灰白色颗粒状，与周围乳腺及脂肪组织分界不清，呈浸润性生长。

7. 前列腺增生 肉眼观察增生的前列腺大如核桃至鸡蛋，表面光滑，结节状，质韧。切面呈结节状，压之有奶白色液溢出。

8. 前列腺癌 肉眼观察前列腺癌常发生在前列腺外周区，多数起源于被膜下，单发，瘤体多呈结节状，边界不清，质硬，切面为白色或浅黄色，颗粒状，偶见出血坏死。

（二）病理组织切片观察要点

1. 宫颈息肉 腺体和纤维结缔组织增生，间质充血、水肿和慢性炎细胞浸润，单层柱状上皮下储备细胞增生，伴有鳞状上皮化生。

2. 子宫颈鳞状细胞癌 中分化，巢状分布，间质散在淋巴细胞浸润。

3. 子宫腺肌病 子宫肌层中有多少不等的子宫内膜腺体和间质，常呈不规则灶性分布。

4. 子宫内膜增生 子宫内膜腺体增生、扩张、不规划，腺体拥挤，腺上皮呈单层或假复层。

5. 葡萄胎 镜下见绒毛间质高度水肿，血管减少以至完全消失，滋养层上皮细胞呈不同程度的增生。

6. 乳腺癌 镜下见癌细胞异型性显著，呈不规则条索状、巢状分布，间质纤维结缔组织增生。

7. 前列腺增生 镜下见前列腺腺体增生，腺管扩张或呈乳头状增生，间质纤维组织和平滑肌增生。

8. 前列腺癌 镜下见前列腺癌的上皮细胞常为单层，周边的基底层细胞消失，腺体结构紊乱，细胞有不同程度异型性，腺体可向间质浸润。以高分化腺癌最为多见。

回顾与思考

一、名词解释

1. 鳞状上皮化生　2. 子宫腺肌病　3. 子宫内膜增生症　4. 葡萄胎

二、是非题

1. 乳腺癌都来源于导管上皮。（　　）
2. 宫颈原位癌累及腺体属于原位癌。（　　）
3. 女性生殖系统结核以输卵管结核最多见，为女性不孕的原因之一。（　　）
4. 浸润性宫颈癌必然经过非典型增生、宫颈原位癌、早期浸润癌等阶段。（　　）

5. 宫颈原位癌累及腺体本质上仍是原位癌。(　　)
6. 纤维囊性乳腺增生病是属乳腺癌癌前病变之一。(　　)
7. 绒毛膜上皮癌内无绒毛。(　　)
8. 子宫颈非典型增生和原位癌均有细胞异型性和病理性核分裂。(　　)
9. 炎性乳腺癌在各种乳腺癌中预后最差。(　　)

三、填空题

1. 慢性宫颈炎常由______、______、______、______等细菌,在______引起的子宫颈损伤后引起感染。
2. 慢性子宫颈炎病变表现为______、______、______、______、______,其中______为癌前病变。
3. 鳞状上皮化生延伸到腺体,取代部分或全部腺体,称为腺体的______。
4. 子宫颈息肉由______增生构成,并有______浸润。
5. 子宫内膜增生症是因______持续增高而______缺乏,刺激子宫内膜过度增生,其临床表现为______。
6. 子宫内膜增生症分为______类型。
7. 子宫内膜异位的子宫内膜可异位到______和______。
8. 子宫内膜异位症以______最多见,其中形成含血的囊肿称为______。
9. 子宫内膜异位指______。
10. 葡萄胎组织学特征为______。
11. 侵蚀性葡萄胎指______。
12. 绒毛膜上皮癌组织学特征为______。
13. 乳腺增生病是以______为特征的疾病。
14. 乳腺腺病按组织学进展分为______、______、______3种类型。
15. 乳腺纤维囊性变是以乳腺小叶和______高度扩张呈囊腔为特征的乳腺疾病。
16. 子宫颈癌大体类型有______。
17. 子宫颈鳞状细胞癌发展过程分为______。
18. 浸润性导管癌类型有______、______、______。
19. 前列腺增生是______、______、______呈不同程度的增生。
20. 前列腺增生的临床表现主要是______或______。

21. 前列腺癌多发生在前列腺________________。
22. 应用________和________进行免疫组织化学染色对提高前列腺癌诊断具有一定的帮助。

四、选择题

1. 女性生殖系统最容易发生炎症的部位是(　　)
   A. 子宫内膜　　B. 输卵管
   C. 卵巢　　D. 子宫颈
   E. 阴道
2. 水泡状胎块的特点是(　　)
   A. 绒毛间质高度水肿　　B. 绒毛间质血管增生
   C. 绒毛滋养细胞萎缩　　D. 绒毛间质脱水
   E. 绒毛细胞恶变
3. 子宫内膜增生症的表现,下列哪项不对(　　)
   A. 子宫内膜增生　　B. 闭经
   C. 经量多　　D. 不孕
   E. 阴道流血
4. 宫颈息肉为(　　)
   A. 子宫颈腺瘤　　B. 癌前病变
   C. 慢性炎症　　D. 腺体萎缩
   E. 腺体扩张
5. 子宫内膜移位症最常见的部位是(　　)
   A. 子宫直肠窝　　B. 膀胱
   C. 输卵管　　D. 卵巢
   E. 阴道
6. 最容易血道转移的是(　　)
   A. 乳腺癌　　B. 宫颈
   C. 卵巢癌　　D. 子宫内膜癌
   E. 绒癌
7. 尿妊娠阴性的为(　　)
   A. 绒癌　　B. 良性葡萄胎
   C. 恶性葡萄胎　　D. 卵巢癌
   E. 妊娠 3 个月
8. 宫颈癌发生与下列哪项无关(　　)
   A. 避孕　　B. 宫颈糜烂
   C. 人流　　D. 早婚
   E. 多产

9. 子宫内膜癌的发生与下列哪项无关(　　)
A. 子宫内膜增生　B. 闭经
C. 多产　D. 不孕
E. 避孕

10. 哪项不是良性葡萄胎的表现(　　)
A. 子宫比一般正常妊娠月份大　B. 无胎心
C. 无胎动　D. HCG 阴性
E. 阴道流血

11. 纤维囊性乳腺病特点为(　　)
A. 腺泡增生　B. 导管萎缩
C. 间质萎缩　D. 不易恶变
E. 与激素无关

12. 乳腺癌最常发生在(　　)
A. 外上象限　B. 中央区
C. 内上象限　D. 内下象限
E. 外下象限

13. 宫颈糜烂为(　　)
A. 上皮脱落　B. 上皮坏死
C. 柱状上皮代替鳞状上皮　D. 鳞状上皮代替柱状上皮
E. 以上都不对

14. 宫颈上皮内瘤变的发生(　　)
A. 与 HPV 感染相关　B. 与不孕相关
C. 不易癌变　D. 常见于宫底
E. 与绝经相关

15. 女性生殖系统常见的恶性肿瘤为(　　)
A. 子宫颈癌　B. 乳腺癌
C. 子宫内膜癌　D. 卵巢癌
E. 阴道癌

16. 子宫颈癌多为(　　)
A. 鳞癌　B. 腺癌
C. 腺鳞癌　D. 绒癌
E. 未分化癌

17. 子宫内膜异位主要症状为(　　)
A. 痛经　B. 不孕
C. 月经过多　D. 阴道流血
E. 恶心

18. 绒毛膜上皮癌特点为(　　)
A. 滋养层细胞高度增生
B. 肿瘤呈膨胀性生长
C. 低度恶性
D. 不转移
E. 可见水泡状结构

19. 乳腺癌在我国部分大城市中居女性恶性肿瘤的(　　)
A. 第一位
B. 第二位
C. 第三位
D. 第四位
E. 第五位

20. 乳腺癌最易经淋巴道转移至(　　)
A. 颈部淋巴结
B. 腋窝淋巴结
C. 锁骨上淋巴结
D. 锁骨下淋巴结
E. 胸骨旁淋巴结

21. 慢性子宫颈炎临床主要症状为(　　)
A. 性交后出血
B. 下腹坠胀
C. 腰部疼痛
D. 骶部疼痛
E. 白带增多

22. 下列哪项不是子宫腺肌病的诊断标准(　　)
A. 镜下病灶距子宫内膜基底层以下约 2 mm
B. 病灶周围有肥大的平滑肌纤维
C. 子宫肌层出现子宫内膜腺体及间质、腰部疼痛
D. 异位腺体可发生分泌和增生期改变
E. 子宫肌层未发现腺体及间质

23. 子宫内膜异位症最多见的部位是(　　)
A. 子宫直肠窝
B. 输卵管
C. 卵巢
D. 子宫韧带
E. 膀胱

24. 完全性葡萄胎染色体核是哪一项(　　)
A. XY
B. XXY
C. XYY
D. XXX
E. YYY

25. 绒癌多发生于(　　)
A. 发生于流产后
B. 发生于正常分娩后
C. 水泡状胎块后
D. 异位妊娠后
E. 以上都不对

26. 目前认为乳腺增生病的发生与哪一项相关(　　)
A. 黄体素水平低下
B. 雌激素水平低下

C. 黄体素水平升高
D. 黄体素、雌激素水平都低
E. 以上都不对

27. 乳腺癌发病原因与下列哪一项因素无关( )
A. 激素分泌紊乱　　B. 病毒因素
C. 黄体素水平升高　　D. 遗传因素
E. 雌激素水平升高

28. 乳腺癌的高危因素,下列哪项不对( )
A. 家族中有乳腺癌史
B. 未哺乳或哺乳不正常
C. 终身未生育或高龄生育
D. 月经初潮早于13岁,绝经年龄迟于55岁
E. 多产

29. 乳腺癌最常见的类型为( )
A. 导管浸润癌　　B. 导管内癌
C. 小叶原位癌　　D. 小叶浸润癌
E. 未分化癌

30. 前列腺癌以那种最多见( )
A. 高分化腺癌　　B. 中分化腺癌
C. 低分化腺癌　　D. 高分化鳞癌
E. 未分化癌

31. 应用下列检查对提高前列腺癌诊断的准确率有一定的帮助,哪项除外( )
A. PSA　　B. PAP
C. B超　　D. 穿刺活检
E. 触诊

32. 前列腺癌血道转移,最易转移的部位是( )
A. 骨　　B. 肝
C. 肺　　D. 肾上腺
E. 脑

33. 乳腺癌病人皮肤呈"橘皮样"外观是由于( )
A. 乳腺真皮层淋巴管被癌细胞阻塞　　B. 大量纤维组织增生
C. 癌细胞侵犯皮肤　　D. 癌细胞坏死
E. 癌细胞转移

34. 镜下诊断宫颈浸润癌的标准是癌细胞突破基底膜，明显浸润间质，浸润深度超过基底膜下(　　)

A. 5 mm　　B. 3 mm
C. 4 cm　　D. 5 cm
E. 7 mm

35. 下列哪种情况属于癌前病变(　　)

A. 子宫颈糜烂　　B. 子宫颈息肉
C. 子宫颈肥大　　D. 子宫颈腺囊肿
E. 子宫颈白斑

36. 镜下观察，下列哪种癌缺乏癌间质(　　)

A. 宫颈癌　　B. 子宫内膜癌
C. 绒癌　　D. 卵巢癌
E. 乳腺癌

五、简答题

1. 简述慢性子宫颈炎的病理类型及各型的特点。
2. 子宫内膜增生症的类型及病理变化。
3. 子宫内膜异位的病变特点。
4. 列表比较葡萄胎、侵蚀性葡萄胎和绒毛膜上皮癌的病理变化。
5. 乳腺增生病的病变特征有哪些?
6. 子宫颈癌的扩散途径及其后果。
7. 简述乳腺癌的扩散与转移途径有哪些。
8. 简述前列腺增生的病理变化特点。
9. 简述前列腺癌的病理变化特点。
10. 绒毛膜癌的生长方式有何特点? 与葡萄胎有何联系? 如何进行区别?
11. 乳腺癌标本可见乳头略有回缩，分析其原因。

作业	生殖系统与乳腺疾病实验报告

实验项目十　传染病与寄生虫病

<table>
<tr><td>实验目的</td><td>1. 会识别浸润性肺结核、肠伤寒、尖锐湿疣等大体标本的形态变化。
2. 会观察结核结节、肠伤寒、尖锐湿疣等病理切片的镜下病变特点。</td></tr>
<tr><td>实验要点</td><td>1. 掌握原发性与继发性肺结核的好发部位、病变特点及其转归。
2. 观察肠、肾等肺外结核病的病变特点。
3. 掌握肠伤寒、菌痢肠道病变的特点，好发部位，了解肠伤寒病变的发展过程及并发症。
4. 掌握流脑、乙脑、肠阿米巴痢疾及血吸虫病的病理改变。</td></tr>
<tr><td>实验材料</td><td>一、大体标本
1. 浸润性肺结核
2. 肠伤寒(髓样肿胀期)
3. 尖锐湿疣
二、病理组织切片
1. 结核结节
2. 肠伤寒(髓样肿胀期)
3. 尖锐湿疣</td></tr>
</table>

实验内容及方法：

(一) 大体标本观察要点

1. 浸润性肺结核　病灶较大，边界不清，中央有较小的干酪样坏死灶，周围为渗出性炎症反应。

2. 肠伤寒(髓样肿胀期)　好发部位为回盲部，肠壁充血水肿，淋巴组织明显增长、肿胀，突出于黏膜的表面，呈圆形、椭圆形，质软，表面凹凸不平，状似脑回。

3. 尖锐湿疣　通常发生在外阴，可见多个表面凹凸不平、鸡冠状或菜花状团块。质软湿润，粉红色、暗红色或污秽色，顶端可因细菌感染而溃烂，根部有蒂，触之易出血。

(二) 病理组织切片观察要点

1. 结核结节　典型的结核结节中央常见干酪样坏死，HE 染色呈一片红染的细颗粒状无结构的物质，周围绕以成放射状排列的类上皮细胞和朗汉斯巨细胞，再外周为成纤维细胞、淋巴细胞。朗汉斯巨细胞体积大，胞质丰富，细胞核多个，常排列成环状或马蹄状。

2. 肠伤寒(髓样肿胀期)　淋巴组织中有大量的巨噬细胞增生，增生的巨噬细胞体积大，胞浆丰富，胞质内常见被吞噬的伤寒杆菌、红细胞、淋巴细胞和坏死细胞碎片，这些细胞常聚集成堆。

<table>
<tr><td colspan="2">3. 尖锐湿疣 上皮细胞呈乳头状结构，表面鳞状上皮呈角化不全。棘细胞明显增生，伴上皮丁突增厚延长，在棘细胞层浅层可见多少不等的挖空细胞。</td></tr>
<tr><td>回顾与思考</td><td>

一、名词解释
1. 结核病 2. 结核结节 3. 原发综合征 4. 结核球 5. 干酪样肺炎 6. 伤寒病 7. 伤寒小结 8. 伤寒细胞 9. 血吸虫病 10. 流行性脑脊髓膜炎 11. 华-佛综合征 12. 流行性乙型脑炎 13. 性病 14. 尖锐湿疣 15. 淋病 16. 梅毒 17. 艾滋病 18. 卡波西(Kaposi)肉瘤 19. 流行性出血热 20. 胶质细胞结节
二、是非题
1. 结核性肉芽组织一般是由结核结节与肉芽组织构成。(　　)
2. 渗出为主的结核病变好发于浆膜、滑膜、脑膜等处。(　　)
3. 结核结节与假结核结节的根本区别是前者必有干酪样坏死物质。(　　)
4. 后天性梅毒第一期的病变称硬性下疳。(　　)
5. 肺外器官结核病多由继发性肺结核引起。(　　)
6. 后天性梅毒第三期的病变常在感染后15～20个月发生。(　　)
7. 伤寒病人因能排出伤寒杆菌，故第一周作粪便培养阳性率最高。(　　)
8. 伤寒杆菌引起的炎症属急性增生性炎症，主要是淋巴细胞的增生。(　　)
9. 淋病是一种化脓性炎症。(　　)
10. 玫瑰疹是苍白螺旋体引起的一种梅毒性皮疹。(　　)
11. 变态反应强烈时，典型结核结节中央部分为干酪样坏死。(　　)
12. 流行性出血热时最基本的病理变化是全身性小血管损害。(　　)
13. 成人肺结核主要通过支气管播散。(　　)
三、填空题
1. 结核病的基本病理变化为________、________、________。
2. 原发综合征表现为________、________、________。
3. 浸润型肺结核属于________性肺结核，病变中央常发生________，周围为________性炎。
4. 继发性肺结核的病变类型可分为________、________、________、________、________。
5. 伤寒的病变特点为________系统________细胞增生，形成________。
6. 伤寒的并发症有____________。
7. 肠伤寒可分为____________。
</td></tr>
</table>

8. 细菌性痢疾是由________引起的传染病，主要病变表现为________炎症，主要累及部位是________和________。
9. 细菌性痢疾可分为________、________、________3种类型。
10. 阿米巴病是由________引起，其传染型为________，致病型为________。
11. 肠外阿米巴病以________最常见。
12. 血吸虫病的基本病变为________。
13. 童虫引起的病变与童虫移行的________和________死亡虫体有关。
14. 虫卵引起的病是________。
15. 流行性脑脊髓膜炎是由________引起的，病变特点为________。
16. 流行性脑脊髓膜炎的临床表现为________。
17. 乙型脑炎是由________引起，病变特点为________、________。
18. 乙型脑炎的镜下病理表现为________、________、________。
19. 流行性出血热病变与________和________型变态反应有关。
20. 流行性出血热器官病变最突出的是________。
21. 淋病是由________引起的________炎。
22. 梅毒是由________引起的慢性传染病，主要经________传染，主要病理变化为________。
23. 艾滋病是由________引起的传染病，选择性破坏________细胞。

四、选择题

1. 结核病具有诊断意义的病理改变是(　　)

A．结核结节　　B．钙化
C．坏死性肉芽肿　　D．巨噬细胞增生
E．纤维包裹

2. 结核结节最主要的细胞成分是(　　)

A．类上皮细胞　　B．淋巴细胞
C．巨噬细胞　　D．朗汉斯巨细胞
E．浆细胞

3. 肺结核原发灶好发于(　　)

A. 肺尖部　　B. 肺门部

C. 肺上叶下部　　D. 肺中央

E. 肺膈面

4. 继发性肺结核主要经何途径播散(　　)

A. 血道　　B. 淋巴道

C. 支气管　　D. 组织间隙

E. 以上都不对

5. 作为重要传染源的肺结核是(　　)

A. 浸润性肺结核　　B. 慢性纤维空洞型肺结核

C. 原发性结核　　D. 结核性胸膜炎

E. 急性血型传播型肺结核

6. 结核结节中不包括下列哪项(　　)

A. 类上皮细胞　　B. 淋巴细胞

C. 成纤维细胞　　D. 朗汉斯巨细胞

E. 嗜酸粒细胞

7. 关于原发性肺结核的描述哪一项是错误的(　　)

A. 多见于儿童、病变从肺尖开始　　B. 病变可自然痊愈

C. 结核菌易侵入淋巴管播散　　D. 原发综合征是其特点

E. 淋巴管炎、肺门淋巴结结核、原发病灶三者结合

8. 以下哪项不是原发性肺结核的特点(　　)

A. 机体缺乏对结核菌的免疫力

B. 肺原发病灶位于肺上叶的上部

C. 形成原发综合征

D. 病灶位于肺上叶的下部或下叶的上部近胸膜处

E. 由原发病灶、淋巴管炎、肺门淋巴结结核形成

9. 下列哪项是继发性肺结核所不具备的(　　)

A. 肺尖最常受累

B. 可形成纤维性空洞

C. 病程长,时好时坏,新旧病变交替

D. 淋巴道播散为主

E. 不形成原发综合征

10. 以下哪项同结核病转向愈合时的改变无关(　　)

A. 吸收、消散　　B. 纤维包裹、钙化

C. 纤维化　　D. 病灶周围出现渗出

E. 空洞

11. 成人型肺结核中最常见的类型是(　　)
A. 局灶性肺结核
B. 慢性纤维空洞型肺结核
C. 浸润性肺结核
D. 干酪样肺炎
E. 原发性肺结核病

12. 肺外结核病的描述中错误的是(　　)
A. 溃疡型肠结核的溃疡多呈环状,与肠长轴垂直
B. 女性生殖系统结核多累及输卵管
C. 骨结核中脊椎结核最常见,多累及第10胸椎至第2腰椎
D. 骨结核病灶局部往往有红肿热痛等炎性表现
E. 膀胱结核病易发于膀胱三角区

13. 结核病灶中巨噬细胞转变为类上皮细胞是由于(　　)
A. 吞噬的结核杆菌数量过多
B. 吞噬的结核杆菌释放毒
C. 吞噬的结核杆菌不能被杀死
D. 吞噬的结核杆菌毒力较强
E. 吞噬的结核杆菌破坏,释放出磷脂

14. 对结核病最有诊断价值的基本病理变化是(　　)
A. 含大量淋巴细胞和巨噬细胞的渗出液
B. 灰白色、半透明状的粟粒大小结节
C. 找到朗汉斯巨细胞
D. 干酪样坏死
E. 类上皮细胞

15. 关于原发性肺结核的描述,下列哪项是错误的(　　)
A. 指初次感染结核菌而在肺内发生的病变
B. 原发综合征形成
C. 原发灶及淋巴结不发生干酪样坏死
D. 可发生血行播散到各器官
E. 结核菌常经淋巴道引流到肺门淋巴结

16. 在原发与继发性肺结核病变的形成中,其发生、发展不同的关键因素是(　　)
A. 发病年龄不同
B. 病变部位不同
C. 病变性质不同
D. 机体反应性不同
E. 播散方式不同

17. 关于继发性肺结核的描述，下列哪一项是正确的（　　）
A. 多发生于儿童
B. 肺门淋巴结常有明显结核病变
C. 病变易循血管播散
D. 病变多开始于肺中叶
E. 肺内未愈合的病变易沿支气管播散

18. 有关肺结核原发综合征的描述，下列哪项是错误的（　　）
A. 原发灶多在肺尖部
B. 大多发生在儿童
C. 肺门淋巴结干酪样坏死
D. 一般无明显临床表现
E. 可发展成急性粟粒性结核病

19. 以下哪一项不是继发性肺结核的特点（　　）
A. 病程长，随机体抵抗力的消长而起伏
B. 病变好发于肺尖
C. 易沿血道和淋巴道播散
D. 肺内病变复杂，且新旧病变交杂
E. 肺门淋巴结一般无明显改变

20. 原发性肺结核的肺内原发灶常位于（　　）
A. 肺尖
B. 脏胸膜面
C. 肺门
D. 肺膈面
E. 肺上叶下部或下叶上部靠近胸膜处

21. 关于原发性肺结核的描述，下列哪一项是正确的（　　）
A. 仅发生于儿童
B. 常见的死亡原因为结核性脑膜炎
C. 病变在肺内易沿支气管播散
D. 如不经过积极治疗难于痊愈
E. 咯血是常见的死亡原因之一

22. 下列哪种疾病最易引起肠管狭窄（　　）
A. 肠阿米巴病
B. 肠伤寒
C. 肠结核
D. 细菌性痢疾
E. 菌群失调性假膜性肠炎

23. 以下哪一项不是结核转向愈合时的改变（　　）
A. 吸收，消散
B. 钙化
C. 纤维包裹
D. 纤维化
E. 病灶周围出现渗出、继发坏死以及溶解液化

24. 结核球是指(　　)

A. 直径小于2 cm的干酪样坏死灶

B. 状似大叶性肺炎的干酪样坏死灶

C. 孤立性的境界不清楚的干酪样坏死灶

D. 无纤维包裹的干酪样坏死灶

E. 直径2～5 cm,有纤维包裹、孤立、境界分明的干酪样坏死灶

25. 结核性肉芽肿内最基本的细胞成分是(　　)

A. 类上皮细胞　　B. 朗汉斯巨细胞

C. 成纤维细胞　　D. 淋巴细胞

E. 浆细胞

26. 肠伤寒最严重的并发症见于(　　)

A. 髓样肿胀期　　B. 坏死期

C. 溃疡期　　D. 愈合期

E. 肉芽肿期

27. 伤寒病增生的细胞是(　　)

A. 淋巴细胞　　B. 中性粒细

C. 红细胞　　D. 巨噬细

E. 浆细胞

28. 伤寒带菌者细菌居留在(　　)

A. 小肠　　B. 结肠

C. 胆囊　　D. 肝脏

E. 胆管

29. 肠阿米巴病急性期溃疡为(　　)

A. 烧瓶状　　B. 圆形

C. 椭圆形　　D. 表浅形

E. 不规则形

30. 阿米巴病主要发病部位为(　　)

A. 盲肠　　B. 直肠

C. 小肠　　D. 整个结肠

E. 乙状结肠

31. 乙型脑炎病人昏迷的病理基础为(　　)

A. 神经细胞变性坏死　　B. 脑膜化脓

C. 卫星现象　　D. 颅内高压

E. 炎细胞浸润

32. 流行性出血热的病原体为(　　)

A. 病毒　　B. 寄生虫

C. 细菌　　D. 真菌

E. 支原体

33. 流行性出血热的血管病变最显著的是(　　)

A. 小动脉　　B. 小静脉

C. 毛细血管　　D. 大静脉

E. 大动脉

34. 尖锐湿疣病原体为(　　)

A. HIV　　B. HPV

C. HBV　　D. HCV

E. HDV

35. 树胶肿发生于哪一期梅毒(　　)

A. Ⅰ期梅毒　　B. Ⅱ期梅毒

C. Ⅲ期梅毒　　D. 以上都可以

E. 以上都不对

36. 卡波西肉瘤起源于(　　)

A. 上皮组织　　B. 血管内皮

C. 骨　　D. 肌肉

E. 结缔组织

37. 伤寒最严重的并发症是(　　)

A. 肠出血　　B. 肠穿孔

C. 支气管肺炎　　D. 化脓性脑膜炎

E. 脑出血

38. 伤寒病变突出表现在(　　)

A. 肠系膜淋巴结　　B. 肝、脾

C. 乙状结肠和直肠　　D. 回肠末段

E. 脑、心

39. 伤寒回肠淋巴滤泡肿胀是因为(　　)

A. 淋巴细胞增生　　B. 浆细胞增生

C. 肉芽组织增生　　D. 巨噬细胞增生

E. 白细胞增生

40. 细菌性痢疾一般是何种性质的炎症(　　)

A. 浆液性炎　　B. 化脓性炎

C. 卡他性炎　　D. 纤维素性炎

E. 肉芽肿性炎

41. 下述哪项关于中毒型菌痢的描述是不正确(　　)

A. 儿童多见　　B. 肠道症状轻

C. 全身中毒症状严重　　D. 可出现脑疝

E. 病人多有明显的里急后重感

42. 急性细菌性痢疾的假膜成分是(　　)
A. 大量纤维蛋白　　B. 中性粒细胞
C. 坏死的黏膜上皮及细菌　　D. 以上都是
E. 以上都不是
43. 有关流行性乙型脑炎的叙述,错误的是(　　)
A. 属急性化脓性炎症　　B. 脑膜充血、水肿
C. 神经细胞变性坏死　　D. 多在夏秋季流行
E. 由乙型脑炎病毒引起,主要通过蚊虫传播
44. 有关流行性脑脊髓膜炎的描述中哪项是错误的(　　)
A. 以下答案都错
B. 脑膜刺激征、颅内压升高症状
C. 脑神经不受累
D. 脑脊液中含糖量下降
E. 由脑膜炎双球感染所致,主要经飞沫通过呼吸道传播
45. 流行性乙型脑炎基本病理变化不包括(　　)
A. 脑脊髓膜化脓性炎
B. 脑实质细胞变性坏死
C. 脑实质内血管袖套样改变
D. 胶质细胞增生
E. 脑内筛网状病灶形成,胶质细胞结节形成
46. 流行性乙型脑炎时,病变的主要部位是(　　)
A. 大脑皮质
B. 大脑皮质及基底核、视丘
C. 大脑灰质
D. 软脑膜
E. 小脑
47. 人类免疫缺陷病毒(HIV)一般不经下列哪项途径传播(　　)
A. 输血或血制品　　B. 性传播
C. 注射　　D. 咳嗽、打喷嚏
E. 黏膜
48. 关于尖锐湿疣,以下哪项是不正确的(　　)
A. 尖锐湿疣是由 HIV 引起的疾病
B. 尖锐湿疣主要通过性接触传播
C. 最常发生年龄为 20～40 岁
D. 好发于潮湿温暖部位,凹空细胞有助于诊断
E. 主要由 HPV 病毒引起

	49. 第一期梅毒的镜下病变是(　　) A. 扁平湿疣　　B. 干酪样坏死 C. 树胶样肿　　D. 中央为凝固性坏死 E. 溃疡底部闭塞性动脉内膜炎和血管周围炎 **五、简答题** 1. 描述结核病的基本病变与转归。 2. 简述原发性肺结核的病变特点。 3. 列出继发肺结核的病变特点及主要类型。 4. 比较原发肺结核与继发肺结核病变有何不同点? 5. 简述伤寒的病理特点及其常见的并发症。 6. 简述急性细菌性痢疾的病理变化及临床联系。 7. 列举三种能引起肠道溃疡的传染病,并简述其溃疡的形态特点。 8. 简述流行性脑脊髓膜炎的病理变化及病理临床联系。 9. 比较流行性脑脊髓膜炎与流行性乙型脑炎的异同。 10. 说出常见性病的类型及主要病变特点。 11. 流脑和乙脑在大体和镜下的主要区别是什么? 12. 结核结节主要由哪些成分构成? 13. 什么是伤寒细胞? 14. 嗜酸性脓肿、阿米巴脓肿与通常所说的脓肿有何区别? 15. 干酪样坏死的大体和镜下特点是什么?
作业	传染病与寄生虫病实验报告

附　录

综合测试题(一)

一、A型题(共80分,每小题1分)

1. 细胞水肿和脂肪变性常发生在(　　)
   A. 肺、脾、肾　　B. 心、脾、肺
   C. 心、肝、肠　　D. 肝、肾、脾
   E. 心、肝、肾
2. 缺碘所致的甲状腺肿大属于(　　)
   A. 过再生性增生　　B. 再生性增生
   C. 甲状腺肥大　　D. 内分泌障碍性增生
   E. 甲状腺增生合并肥大
3. 在组织学上看到有细胞核固缩、碎裂、溶解时,说明(　　)
   A. 细胞正开始死亡
   B. 细胞的功能还有可能恢复
   C. 细胞的功能虽然可能恢复.但已极为困难
   D. 细胞已经死亡了一段时间
   E. 细胞浆可能还没有发生改变
4. 一种成熟的组织变成另一种成熟组织的过程称(　　)
   A. 机化　　B. 钙化
   C. 分化　　D. 化生
   E. 适应
5. 液化性坏死主要发生于(　　)
   A. 肺　　B. 肾
   C. 脑　　D. 心
   E. 肝
6. 按组织再生能力的强弱来比较,下列各组的排列哪个是正确的(　　)
   A. 结缔组织＞神经细胞＞肝细胞
   B. 软骨＞腱＞肾小球
   C. 骨＞平滑肌＞神经细胞
   D. 鳞状上皮细胞＞横纹肌＞周围神经纤维
   E. 肾小管上皮细胞＞骨髓细胞＞脂肪细胞

7. 组织损伤后由结缔组织增生来修补的过程称(　　)
A. 再生　　B. 增生
C. 化生　　D. 机化
E. 不完全再生

8. 全身营养不良时,首先发生萎缩的组织或器官是(　　)
A. 骨骼肌　　B. 脂肪组织
C. 肝　　D. 脑
E. 心肌

9. 虎斑心见于(　　)
A. 白喉　　B. 中毒
C. 严重贫血　　D. 肥胖
E. 高脂血症

10. 下列各项中哪个是错误的(　　)
A. 机化乃是用肉芽组织来取代坏死组织或异物的过程
B. 单核细胞的溶酶体如果功能发生异常则不能很好地将异物排除或机化
C. 包裹从本质上说也是一种机化过程
D. 机体对外界侵入体内的异物,总是以机化的方式加以处理
E. 机化对机体是有利的,但有时也可带来不良后果

11. 下列各种组织哪一种再生能力最强(　　)
A. 骨骼肌　　B. 神经节细胞
C. 心肌　　D. 神经胶质细胞
E. 软骨

12. 下列哪项不是慢性淤血的后果(　　)
A. 实质细胞的增生　　B. 出血
C. 含铁血黄素沉积　　D. 间质细胞增生
E. 可并发血栓形成

13. 股静脉血栓脱落常栓塞(　　)
A. 下腔静脉　　B. 右下肢大静脉
C. 右心房　　D. 右心室
E. 肺动脉

14. 右心衰竭时引起淤血的器官主要是(　　)
A. 肺、肝及胃肠道　　B. 肝、脾及胃肠道
C. 脑、肺及胃肠道　　D. 肾、肺及胃肠道
E. 脾、肺及胃肠道

15. 右上肢静脉血栓脱落主要栓塞于(　　)
A. 肺动脉　　B. 脑动脉
C. 肝动脉　　D. 心冠状动脉
E. 以上均不是

16. 右下肢静脉血栓脱落主要栓塞于(　　)
A. 肺动脉
B. 下腔静脉
C. 右心房
D. 右心室
E. 右下肢大静脉

17. 股静脉血栓形成时,下述哪种结局不易发生(　　)
A. 阻塞血流
B. 机化
C. 脱落
D. 钙化
E. 血流完全恢复正常

18. 循环血液中的凝血块,随血流运行至相应大小的血管,引起管腔阻塞的过程称为(　　)
A. 血栓
B. 血栓形成
C. 血栓栓塞
D. 梗死
E. 血栓栓子

19. 下述哪项是错误的(　　)
A. 双重血液循环的器官不易发生梗死
B. 全身血液循环状态对梗死的形成无影响
C. 动脉痉挛促进梗死的形成
D. 有效的侧支循环的建立可防止梗死的发生
E. 梗死多由动脉阻塞引起

20. 慢性肺淤血的镜下改变,下列哪一项应该除外(　　)
A. 肺泡腔内有心衰细胞
B. 肺泡壁增宽
C. 肺泡壁毛细血管扩张充血
D. 切面为棕红色
E. 肺内支气管扩张

21. 下列哪项是变质性炎症(　　)
A. 肾盂肾炎
B. 菌痢
C. 大叶性肺炎
D. 阿米巴肝脓肿
E. 阑尾炎

22. 在葡萄球菌感染的炎症反应中所见到的主要细胞是(　　)
A. 淋巴细胞
B. 单核细胞
C. 嗜酸性粒细胞
D. 肥大细胞
E. 嗜中性粒细胞

23. 哪一项不属于渗出性炎症(　　)
A. 浆液性炎
B. 假膜性炎
C. 化脓性炎
D. 感染性肉芽肿性炎
E. 出血性炎

24. 溶血性链球菌最常引起(　　)
A. 蜂窝织炎
B. 假膜性炎
C. 坏死性炎
D. 脓肿
E. 出血性炎

25. 巨噬细胞、纤维母细胞和淋巴细胞最常见于(　　)
A. 急性炎症
B. 肉芽组织
C. 伤口愈合处
D. 慢性炎症
E. 化脓性炎症

26. 下列哪项不属于渗出性炎症(　　)
A. 淋病
B. 绒毛心
C. 肾盂肾炎
D. 菌痢
E. 肠伤寒

27. 急性炎症时血液动力学的变化一般按下列顺序发生(　　)
A. 血流速度减慢→血管扩张,血流加速→细动脉短暂收缩→白细胞附壁
B. 血管扩张,血流加速→细动脉短暂收缩→白细胞附壁→血流速度减慢
C. 细动脉短暂收缩→血流加速→血管扩张,血流速度减慢→白细胞附壁
D. 细动脉短暂收缩→血管扩张,血流加速→白细胞附壁→血流速度减慢
E. 细动脉短暂收缩→血流速度减慢→血管扩张,血流加速→白细胞附壁

28. 下列哪项不是肉瘤的特征(　　)
A. 多见于青少年
B. 瘤细胞呈巢状
C. 多经血道转移
D. 切面呈鱼肉状
E. 瘤细胞间有网状纤维

29. 下列哪项不是真正的肿瘤(　　)
A. 霍奇金淋巴瘤
B. 白血病
C. 结核瘤
D. 尤文瘤
E. 黑色素瘤

30. 下列哪项是来源于间叶组织的肿瘤(　　)
A. 白血病
B. 恶性神经鞘瘤
C. 恶性黑色素瘤
D. 恶性间质瘤
E. 恶性畸胎瘤

31. 下列哪项不是肿瘤组织的继发改变(　　)
A. 钙化
B. 黏液变
C. 囊性变
D. 玻璃样变
E. 恶性变

32. 肿瘤的特殊性决定于(　　)
A. 肿瘤的实质
B. 肿瘤的间质
C. 肿瘤的转移
D. 肿瘤细胞的代谢特点
E. 肿瘤细胞的核分裂

33. 肿瘤分化越高(　　)
A. 恶性程度越高
B. 转移越早
C. 恶性程度越低
D. 对放射治疗敏感
E. 预后越差

34. 关于黏液癌的描述,下列哪项除外(　　)

A. 是一种低分化腺癌
B. 可有不同程度的黏液池形成
C. 可有印戒细胞
D. 肉眼往往呈半透明的胶冻状
E. 对放疗不敏感但化疗效果好

35. 下列哪种不是恶性肿瘤(　　)

A. 肾母细胞瘤
B. krukenberg 瘤
C. 软骨母细胞
D. Ewing 瘤
E. 蕈样霉菌病

36. 良性肿瘤的异型性主要表现在(　　)

A. 瘤细胞大
B. 瘤细胞核大
C. 核仁大
D. 核浆比例失常
E. 实、间质排列紊乱

37. 诊断恶性肿瘤的依据是(　　)

A. 恶病质
B. 局部淋巴结肿大
C. 肿块增大快
D. 细胞异型性明显
E. 局部红、肿、痛

38. 下列哪一项是恶性肿瘤细胞的形态特点(　　)

A. 核大
B. 多核
C. 核仁大
D. 有核分裂
E. 出现病理性核分裂

39. 下列哪项肿瘤最常转移到肝(　　)

A. 乳腺癌
B. 膀胱癌
C. 结肠癌
D. 前列腺癌
E. 肛管癌

40. 肿瘤血道播散最常见的部位是(　　)

A. 肺、胸膜、脑
B. 肺、肾、胃、脾
C. 肝、腹膜、骨、肾
D. 肝、肺
E. 肝、腹膜、脑

41. 下列哪个不是恶性肿瘤(　　)

A. 无性细胞瘤
B. 精原细胞瘤
C. 畸胎瘤
D. 淋巴瘤
E. 白血病

42. 高血压的血管壁玻璃样变性主要发生于(　　)

A. 细小动脉
B. 毛细血管
C. 大动脉
D. 中动脉
E. 细小静脉

43. 动脉粥样硬化主要发生在(　　)

A. 细、小动脉
B. 大、中动脉

C．细、小静脉　　D．大、中静脉

E．毛细血管

44．动脉粥样硬化合并血栓形成的主要原因是(　　)

A．血液凝固性增高　　B．血流旋涡形成

C．血流缓慢　　D．内膜损伤

E．以上都不是

45．高血压心脏的主要改变是(　　)

A．心肌间质有肉芽肿形成

B．心肌有梗死灶

C．左心室有瘢痕形成

D．左心室心肌肥大，心室壁增厚，心脏缩小

E．以上都不是

46．关于慢性风湿性心脏瓣膜病的描述中，下列哪一项是错误的(　　)

A．瓣膜硬化　　B．瓣叶互相粘连

C．腱索增粗缩短　　D．瓣膜增厚蜷曲

E．瓣膜穿孔

47．下述哪项关于风湿病的记述是错误的(　　)

A．抗生素的广泛应用，降低了风湿病的发病率

B．抗体滴定度增高提示本病是由溶血性链球菌直接作用下引起的

C．多见于温带、亚热带

D．是一种结缔组织病

E．早期咽部培养，溶血性链球菌阳性率达 70％～90％

48．下述关于慢性心瓣膜病的记述中，哪一项是错误的(　　)

A．多由风湿性和亚急性细菌性心内膜炎引起

B．表现为瓣膜口狭窄和(或)瓣膜关闭不全

C．二尖瓣最常受累，其次是主动脉瓣

D．可引起血液动力学和心脏的变化

E．一般不会同时累及两个以上的瓣膜

49．关于二尖瓣狭窄的记述中，哪一项是错误的(　　)

A．左心室肥大、扩张　　B．右心室肥大、扩张

C．左心房肥大、扩张　　D．右心房肥大、扩张

E．肺淤血、水肿

50．血管玻璃样变性常见于(　　)

A．慢性肾小球肾炎　　B．风湿性心脏病

C．高血压病　　D．动脉粥样硬化

E．高血压病及慢性肾小球肾炎

51．鼻咽癌的常见组织学类型(　　)

A．高分化鳞癌　　B．泡状核细胞癌

C. 未分化癌　　D. 腺癌
E. 低分化鳞癌

52. 鼻咽癌常发生在(　　)
A. 鼻咽后部　　B. 鼻咽顶部
C. 鼻咽侧壁　　D. 鼻咽前壁
E. 鼻咽底部

53. 小叶性肺炎的病变范围(　　)
A. 以呼吸性细支气管为中心　　B. 以终末细支管为中心
C. 以细支气管为中心　　D. 以支气管为中心
E. 以肺泡管为中心

54. 鼻咽泡状核细胞癌哪一项是错的(　　)
A. 胞体大,胞浆丰富　　B. 细胞多边形境界清楚
C. 核大、染色质小,空泡状　　D. 核仁肥大、可1—2个
E. 癌细胞间有淋巴细胞浸润

55. 硅肺的并发症有(　　)
A. 肺脓肿　　B. 肺结核
C. 肺癌　　D. 肺炎
E. 肺结核+肺心病

56. 肺心病发病的主要环节是(　　)
A. 慢性支气管炎　　B. 慢性阻塞性肺气肿
C. 肺纤维化　　D. 肺血管床减少
E. 肺循环阻力增加和肺动脉高压

57. 大叶性肺炎的病变特点,下列哪项除外(　　)
A. 病变中可有大量细菌　　B. 较多的红细胞漏出
C. 大量纤维素渗出　　D. 常有肉质变
E. 大量中性白细胞渗出

58. 肺癌最常见的组织学类型是(　　)
A. 腺样囊性癌　　B. 巨细胞癌
C. 鳞状细胞癌　　D. 腺癌
E. 未分化癌

59. 早期胃癌最多见的类型是(　　)
A. 隆起型　　B. 表浅型
C. 表浅凹陷型　　D. 表浅平坦型
E. 凹陷型

60. 急性普通型病毒性肝炎的坏死多为(　　)
A. 碎片状坏死　　B. 凝固性坏死
C. 桥接坏死　　D. 大片坏死
E. 点状坏死

61. krukenberg瘤是指(　　)
A. 卵巢的交界性黏液性囊腺瘤
B. 卵巢腺癌
C. 卵巢黏液性腺囊癌
D. 腺癌伴广泛转移
E. 卵巢的转移性黏液腺癌

62. 下列哪项不属于门脉高压症的表现(　　)
A. 脾大
B. 肝大
C. 食道静脉曲张
D. 痔核形成
E. 腹水

63. 早期胃癌是指癌组织(　　)
A. 尚未侵犯黏膜下层
B. 未突破基底膜
C. 未侵犯到浆膜层
D. 浸润到黏膜肌层
E. 未浸润到肌层

64. 关于急性普通型病毒性肝炎的病变下列哪项是错误的(　　)
A. 气球样变
B. 嗜酸性变
C. 肝细胞再生
D. 结缔组织增生
E. 溶解性坏死

65. 十二指肠溃疡主要表现为(　　)
A. 溃疡位置多在十二指肠降部
B. 溃疡大小多为1 cm以上
C. 前壁之溃疡易出血
D. 后壁之溃疡易穿孔
E. 以上都不是

66. 胃溃疡病的合并症最常见的是(　　)
A. 梗阻
B. 穿孔
C. 出血
D. 癌变
E. 粘连

67. 慢性萎缩性胃炎好发于(　　)
A. 胃窦部
B. 胃大弯
C. 胃小弯
D. 贲门
E. 胃底部

68. 下列哪项不属于门脉高压症(　　)
A. 脾肿大
B. 胃肠道淤血
C. 蜘蛛痣
D. 腹水
E. 侧支循环形成

69. 目前认为与肝癌发生关系较为密切的原因有(　　)
A. 乙型病毒性肝炎
B. 肝硬化
C. 黄曲霉毒素
D. 亚硝胺
E. 以上都是

70. 与免疫复合物无关的肾小球肾炎是(　　)
A. 膜性肾炎
B. 急性肾炎

C．轻微病变性肾炎　　D．膜性增生性肾炎
E．系膜增生性肾炎

71. 与免疫复合物沉积无关的肾小球肾炎是(　　)
A．膜性肾小球肾炎　　B．脂性肾病
C．膜性增生性肾炎　　D．急性肾小球肾炎
E．以上均不是

72. 新月体主要由下列哪种细胞增生形成(　　)
A．系膜细胞　　B．足细胞
C．内皮细胞　　D．壁层上皮细胞
E．中性粒细胞

73. 急性肾小球肾炎的病变是(　　)
A．纤维素性炎　　B．变态反应性炎
C．变质性炎　　D．化脓性炎
E．增生性炎

74. 轻微病变型肾小球肾炎在光镜下的改变是(　　)
A．肾小球轻度肿大　　B．肾小球内皮细胞轻度增生
C．肾小管上皮细胞脂肪变性　　D．肾小管上皮细胞水变性
E．肾小球基底膜增厚

76. 下列关于肾盂肾炎的叙述哪一项是错误的(　　)
A．多见于女性，多由上行性感染引起
B．上行性感染首先累及肾盂，下行性感染先累及皮质的间质
C．是由细菌直接感染肾间质引起的炎症
D．是肾盂黏膜和肾小球的增生性炎症
E．可形成大小不等的多发性脓肿

76. 膀胱癌最突出的临床表现(　　)
A．无痛性血尿　　B．膀胱刺激综合征
C．尿路梗阻　　D．蛋白尿和管型尿
E．腹部肿块

77. 细胞坏死的主要形态学标志是(　　)
A．细胞浆的改变　　B．细胞核的改变
C．细胞膜的改变　　D．间质的改变
E．基质的改变

78. 有关肾病综合征的描述，下列哪项除外(　　)
A．高血压　　B．高脂血症
C．高度水肿　　D．低蛋白血症
E．高蛋白尿

79. 关于结节性甲状腺肿，下列叙述哪一项是错误的(　　)
A．结节具有完整包膜　　B．滤泡上皮有乳头状增生者癌变率高

C. 结节大小、数目不等
D. 结节内常有出血、坏死、纤维化
E. 部分滤泡增生

80. 导致甲状腺肿大最常见的原因是(　　)
A. 垂体肿瘤
B. 缺碘
C. 自身免疫反应
D. 先天性疾患
E. 药物

二、B 型题(共 20 分,每题 2 分。有些答案可选几次,有些答案可一次都不选)

(81～85 题共用备选答案)
A. 槟榔肝
B. 减压病
C. 肾梗死
D. 体腔出血
E. 急性阑尾炎

81. 充血(　　)
82. 淤血(　　)
83. 出血(　　)
84. 缺血(　　)
85. 栓塞(　　)

(86～90 题共用备选答案)
A. 子宫多发性、实性、灰白、质韧、边界清楚的结节
B. 皮下实性、淡黄、质软、分叶状、包膜完整的结节
C. 胃壁火山口状溃疡型肿物,切面灰白、质硬,侵及胃壁全层
D. 食管菜花状肿物,切面灰白、质硬,侵及食管全层
E. 卵巢囊性肿物,其内充满油脂、毛发,囊壁可见骨组织

86. 鳞癌(　　)
87. 腺癌(　　)
88. 畸胎瘤(　　)
89. 平滑肌瘤(　　)
90. 脂肪瘤(　　)

综合测试题(一)参考答案

一、A 型题

1. E　2. A　3. D　4. C　5. C　6. C　7. E　8. B　9. B　10. D　11. D　12. A
13. E　14. B　15. A　16. A　17. E　18. C　19. B　20. E　21. D　22. E　23. D
24. A　25. D　26. E　27. C　28. B　29. C　30. D　31. E　32. A　33. C　34. E
35. C　36. E　37. D　38. E　39. C　40. D　41. C　42. A　43. B　44. D　45. E
46. E　47. B　48. E　49. A　50. E　51. E　52. B　53. C　54. B　55. E　56. E
57. D　58. C　59. E　60. E　61. E　62. B　63. E　64. D　65. E　66. C　67. A
68. C　69. E　70. C　71. B　72. D　73. E　74. C　75. D　76. A　77. B　78. A

79. A 80. B

二、B 型题

81. E 82. A 83. D 84. C 85. B 86. D 87. C 88. E 89. A 90. B

综合测试题(二)

一、A型题(共80分,每题1分)

1. 易发生干性坏疽的器官是(　　)
   A. 肺　　B. 阑尾
   C. 膀胱　　D. 四肢
   E. 子宫
2. “肥大”是指(　　)
   A. 实质细胞数目增多　　B. 实质细胞体积增大
   C. 组织、器官体积的增大　　D. 是细胞、组织、器官体积的增大
   E. 间质增生
3. 四肢骨折石膏固定后引起的骨骼肌萎缩,主要属于(　　)
   A. 神经性萎缩　　B. 废用性萎缩
   C. 压迫性萎缩　　D. 营养不良性萎缩
   E. 生理性萎缩
4. 细胞萎缩在电镜下最显著的特点是(　　)
   A. 肌丝增多　　B. 线粒体增多
   C. 滑面内质网增多　　D. 粗面内质网增多
   E. 自噬泡增多
5. 大块瘢痕可引起(　　)
   A. 关节运动障碍　　B. 器官表面凹陷
   C. 器官变形　　D. 腔室狭窄
   E. 以上均可
6. 支气管黏膜上皮出现鳞状上皮化生,常属于下列哪一种改变(　　)
   A. 分化不良　　B. 不典型增生
   C. 不完全再生　　D. 癌前期改变
   E. 适应性改变
7. 槟榔肝是由下列哪一项引起的(　　)
   A. 肝脂变　　B. 肝水变性
   C. 门脉性肝硬化　　D. 慢性肝淤血
   E. 坏死后性肝硬化
8. 下列梗死中,哪项属于液化性坏死(　　)
   A. 肺梗死　　B. 脑梗死
   C. 肠梗死　　D. 肾梗死
   E. 脾梗死
9. 栓子是(　　)
   A. 循环血液内脱落的血栓　　B. 循环血液内脱落的菌落

C．循环血液内不溶于血液的异物　　D．循环血液内脂肪和空气

E．以上都不是

10. 有关慢性肝淤血的叙述中，下列哪一项不妥（　　）

A．中央静脉扩张　　B．肝窦扩张

C．肝细胞有萎缩　　D．门静脉扩张

E．部分肝细胞脂变

11. 心衰细胞是由于（　　）

A．心衰时肺泡内巨噬细胞吞噬了红细胞

B．心衰时肺泡内巨噬细胞吞噬了尘埃颗粒

C．心衰时肺泡内巨噬细胞吞噬了纤维素样坏死物

D．心衰时巨噬细胞的集聚

E．以上都不是

12. 下列哪一种不是渗出性炎症（　　）

A．卡他性炎症　　B．乙型脑炎

C．流行性脑膜炎　　D．肾盂肾炎

E．脓肿

13. 下列哪项不属于渗出性炎症（　　）

A．假膜性炎症　　B．大叶性肺炎

C．卡他性炎症　　D．阿米巴肝脓肿

E．流脑

14. 下列哪项不属于渗出性炎症（　　）

A．假膜性炎症　　B．卡他性炎症

C．肾盂肾炎　　D．乙型脑炎

E．流行性脑炎

15. 以变质为主的炎症，其实质细胞的主要变化是（　　）

A．增生和再生　　B．萎缩和变性

C．变性和坏死　　D．增生和变性

E．坏死和萎缩

16. 下列有关炎症的理解，哪项不正确（　　）

A．血管反应是炎症的中心环节

B．对机体损害的任何因素均可为致炎因子

C．炎症对机体有利，又有潜在危害性

D．凡是炎症都运用抗生素抗炎

E．炎症既有局部反应，又有全身反应

17. 下列哪种是来源于上皮细胞的肿瘤（　　）

A．毛细血管瘤　　B．淋巴管瘤

C．乳头状瘤　　D．畸胎瘤

E．神经鞘瘤

18. 良性肿瘤的异型性表现为(　　)
A. 瘤细胞多形性　　B. 瘤细胞核的多形性
C. 瘤实质及间质排列紊乱　　D. 病理性核分裂
E. 核浆比例异常增大
19. 肿瘤代谢的特点不包括(　　)
A. DNA和RNA合成增强
B. 蛋白质合成与分解均增强
C. 与正常组织相比代谢具有质的差别
D. 肿瘤组织内氧化酶↓和蛋白质分解酶↓
E. 主要是无氧糖酵解获取能量
20. 诊断恶性肿瘤的主要依据是(　　)
A. 肿瘤有出血坏死　　B. 肿瘤的异型性
C. 肿瘤的大小　　D. 肿瘤的肉眼形态
E. 肿瘤有溃疡形成
21. 肺转移性癌指的是(　　)
A. 肺癌转移至肝　　B. 肺癌转移至肺
C. 肝癌和肺癌同时转移到他处　　D. 肝癌和肺癌互相转移
E. 他处的癌转移到肺
22. 下列除哪一项外,其余均属于癌前病变(　　)
A. 纤维囊性乳腺病　　B. 十二指肠溃疡
C. 黏膜白斑　　D. 结肠多发性腺瘤性息肉
E. 小腿慢性溃疡
23. 肿瘤是局部组织的(　　)
A. 变性　　B. 化生　　C. 畸形　　D. 异常增生
E. 再生
24. 下列关于风湿性心内膜炎的描述中哪项是正确的(　　)
A. 瓣膜赘生物牢固相连　　B. 瓣膜赘生物内有细菌
C. 受累瓣膜易穿孔　　D. 受累瓣膜以三尖瓣为主
E. 赘生物位于房室瓣的心室面
25. 高血压病最常累及的血管是(　　)
A. 全身小静脉　　B. 全身细小动脉
C. 全身中、小动脉　　D. 大动脉
E. 中动脉
26. 高血压脑出血常见的血管是(　　)
A. 小脑小动脉　　B. 脊髓前动脉
C. 豆纹动脉　　D. 大脑前动脉
E. 大脑后动脉
27. 心冠状动脉粥样硬化,最常受累的动脉分支是哪个(　　)

A. 右冠状动脉主干
B. 左冠状动脉主干
C. 右冠状动脉内旋支
D. 左冠状动脉内旋支
E. 左冠状动脉前降支

28. 高血压失代偿期心脏变为(　　)
A. 左心室向心性肥大
B. 左心室明显扩张
C. 左心室乳头肌明显增粗
D. 左心室肌收缩力加强
E. 心肌出现弥漫性纤维化

29. 大叶性肺炎的病变性质是(　　)
A. 纤维素性炎
B. 变态反应性炎
C. 化脓性炎
D. 浆液性炎
E. 出血性炎

30. 肺源性心脏病最常见的原因是(　　)
A. 支气管哮喘
B. 支气管扩张
C. 慢性支气管炎
D. 肺结核病
E. 硅肺

31. 二氧化矽尘致病力最强的是(　　)
A. $<5\ \mu m$
B. $>5\ \mu m$
C. $<3\ \mu m$
D. $1\sim2\ \mu m$
E. $3\sim4\ \mu m$

32. 下列低分化鼻咽癌的临床病理特征中，哪一项不正确(　　)
A. 原发灶往往很小
B. 早期可有同侧颈淋巴结转移
C. 对放射治疗不敏感
D. 以低分化鳞癌最常见
E. 易侵犯颅底及颅神经

33. 小叶性肺炎的病变性质多为(　　)
A. 出血性纤维素性炎症
B. 卡他性炎症
C. 增生性炎症
D. 化脓性炎症
E. 变质性炎症

34. 我国门脉性肝硬化的常见原因是(　　)
A. 慢性酒精中毒
B. 营养缺乏
C. 毒物中毒
D. 病毒性肝炎
E. 药物中毒

35. 胃溃疡病最常见的部位是(　　)
A. 胃小弯近幽门处
B. 胃大弯近幽门处
C. 胃小弯
D. 胃大弯
E. 胃体部

36. 毛玻璃样肝细胞内嗜酸性颗粒的性质是(　　)
A. 包涵体
B. 嗜酸性坏死
C. 细胞内玻璃样变性
D. 乙型肝炎表面抗原

E．肿胀的内质网和线粒体

37．早期胃癌的诊断标准是（　　）

A．癌肿大小不超过 2 cm
B．局部淋巴结无转移
C．癌肿浸润深达肌层
D．癌肿浸润未超过浆膜层
E．瘤组织浸润仅限于黏膜层或黏膜下层

38．引起急性肾盂肾炎最常见的病原体是（　　）

A．葡萄球菌
B．链球菌
C．淋球菌
D．分枝杆菌
E．大肠杆菌

39．急性肾小球肾炎肉眼变化主要呈现（　　）

A．大白肾
B．蚤咬肾和大红肾
C．多发性小脓肿
D．多囊肾
E．固缩肾

40．膜性肾小球肾炎的肉眼变化是（　　）

A．大红肾
B．大白肾
C．蚤咬肾
D．瘢痕肾
E．固缩肾

41．膜性增生性肾小球肾炎的特点是肾小球的（　　）

A．肾球囊壁层上皮增生，形成大量新月体
B．毛细血管丛内皮细胞显著增生肥大
C．系膜细胞增生并产生大量基质
D．肾球囊壁增厚，肾小球周围纤维化
E．基底膜伸出钉突状突起

42．前列腺增生症常发生在（　　）

A．后叶
B．前叶
C．中叶
D．侧叶
E．整个前列腺

43．下列哪一项不是葡萄胎镜下特点（　　）

A．绒毛间质血管充血
B．绒毛间质高度水肿
C．绒毛膜的滋养叶上皮细胞增生
D．绒毛间质血管消失
E．绒毛膜滋养叶上皮细胞可出不同程度的不典型增生

44．下列哪种肿瘤几乎无纤维、血管间质（　　）

A．骨肉瘤
B．肝细胞癌
C．恶性淋巴瘤
D．绒毛膜癌
E．恶性黑色素瘤

45．下列哪一项不是绒毛膜癌的特点（　　）

A．易从血道转移
B．大量肿瘤性滋养叶细胞增生
C．明显出血坏死
D．可见增生的绒毛组织

E. 肿瘤间质成分少

46. 下列哪项不是乳腺癌的特征(　　)

A. 好发于乳腺外上象限　　B. 其发生可能与雌激素有关

C. 居女性恶性肿瘤第一位　　D. 浸润性导管癌最常见

E. 多发于绝经前后

47. 下列哪项不是甲状腺髓样癌的特点(　　)

A. 起源于C细胞　　B. 分泌大量降钙素

C. 部分为家族性常染色体显性遗传　　D. 免疫组化常显示甲状腺球蛋白阳性

E. 间质内有淀粉样物质沉积

48. 关于单纯性甲状腺肿,下列的记述哪一项是正确的(　　)

A. 男性显著多于女性　　B. 年龄越大发病者越多

C. 甲状腺多呈结节性肿大　　D. 一般不伴有功能亢进或功能低下

E. 从病变性质来说,可以看成是良性肿瘤

49. 下列哪项不是乙型脑炎的病变(　　)

A. "血管套"形成　　B. 小脓肿形成

C. 神经细胞变性坏死　　D. 软化灶形成

E. 胶质细胞增生

50. 弗氏综合征发生于(　　)

A. 中毒性痢疾　　B. 流行性脑脊髓膜炎

C. 流行性乙型脑炎　　D. 大叶性肺炎

E. 伤寒

51. 流行性乙型脑炎的病理改变中,下列哪一项是错误的(　　)

A. 筛状软化灶　　B. 淋巴细胞浸润的围管现象

C. 蛛网膜下腔见大量中性白细　　D. 神经细胞变性坏死

E. 形成胶质结节

52. 我国目前所见的细菌性痢疾最常见的致病菌是(　　)

A. 宋内菌和福氏菌　　B. 鲍氏菌

C. 宋内菌　　D. 志贺菌

E. 肠球菌

53. 钩端螺旋体病横纹肌病变最明显为(　　)

A. 腓肠肌　　B. 肋间肌

C. 股三头肌　　D. 肱二头肌

E. 膈肌

54. 结核结节中具有诊断意义的是哪种(　　)

A. 类上皮细胞及干酪样坏死　　B. 淋巴细胞

C. 朗汉斯巨细胞　　D. 纤维母细胞

E. 浆细胞

55. 无黄疸钩端螺旋体病的常见死亡原因为(　　)

A．肝功能不全　　B．肺大出血
C．肾功能不全　　D．脑膜脑炎
E．消化道出血

56．结核性肉芽肿内最基本的细胞成分是（　　）
A．上皮样细胞和朗汉斯细胞　　B．中性粒细胞
C．异物巨细胞　　D．淋巴细胞
E．浆细胞

57．有关肺结核原发综合征的描述，下列哪项错误（　　）
A．大多发生在儿童　　B．原发灶多在肺尖部
C．肺的淋巴结干酪样坏死　　D．一般无明显临床表现
E．可发展成为粟粒性结核

58．日本血吸虫病的病变主要由下列何者所致（　　）
A．虫卵　　B．毛蚴　　C．尾蚴　　D．童虫
E．成虫

59．异常物体沿血流运行阻塞相应血管的过程叫（　　）
A．梗塞　　B．梗死　　C．栓塞　　D．栓子
E．血栓形成

60．来自下肢深部静脉的血栓栓子最常引起栓塞的器官是（　　）
A．脑　　B．肺　　C．肝　　D．心
E．肾

61．有关血栓的论述，错误的是（　　）
A．静脉血栓多于动脉血栓　　B．下肢血栓多于上肢
C．动脉瘤内血栓多为混合血栓　　D．静脉内血栓尾部多为红色血栓
E．毛细血管内血栓多为白色血栓

62．血栓头部一般属于（　　）
A．白色血栓　　B．红色血栓
C．透明血栓　　D．混合血栓
E．延续性血栓

63．下列哪一项不属于渗出性炎症（　　）
A．卡他性炎症　　B．阿米巴肝脓肿
C．假膜性炎　　D．绒毛心
E．大叶性肺炎

64．下列哪项不是渗出性炎（　　）
A．大叶性肺炎　　B．钩体病
C．阑尾炎　　D．绒毛心
E．Pautrier 微脓肿

65．下列哪项不是甲状腺乳头状腺癌的特点（　　）
A．癌细胞排列成不规则的乳头　　B．癌细胞核呈透明或毛玻璃状

C. 恶性程度高　　D. 间质中有沙粒体
E. 局部淋巴结转移早

66. 流行性脑脊髓膜炎的临床表现,下述哪一项是错误的(　　)
A. 脑脊髓膜刺激征　　B. 颅内压升高症状
C. 脑脊液混浊或脓样　　D. 脑脊液血性
E. 皮肤瘀点和瘀斑

67. 流行性脑脊髓膜炎的特征性病变是(　　)
A. 硬脑膜中性白细胞浸润　　B. 蛛网膜下腔有大量单核细胞
C. 脑实质内软化灶形成　　D. 硬脑膜有大量单核细胞浸润
E. 蛛网膜下腔有大量中性粒细胞渗出

68. 以下哪项不是胶质瘤(　　)
A. 星形细胞瘤　　B. 少突胶质细胞瘤
C. 室管膜瘤　　D. 小胶质细胞瘤
E. 多形性胶质母细胞瘤

69. 下列哪一项有关流行性脑脊髓炎的述说是错误的(　　)
A. 脑膜刺激征　　B. 筛状软化灶
C. 颅内压升高　　D. 脑脊液混浊
E. 脑膜充血

70. 最容易发生脑转移的恶性肿瘤是(　　)
A. 乳腺癌　　B. 胃癌
C. 肾癌　　D. 绒毛膜上皮癌
E. 肺癌

71. 颅内原发性肿瘤最常见的是(　　)
A. 脑膜瘤　　B. 垂体肿瘤
C. 神经鞘瘤　　D. 胶质瘤
E. 血管性肿瘤

72. 伤寒带菌者细菌一般居留在(　　)
A. 小肠　　B. 胆囊
C. 大肠　　D. 胆小管
E. 肝脏

73. 下列哪一项不是肠伤寒的临床表现(　　)
A. 相对缓脉　　B. 皮肤玫瑰疹
C. 脾肿大　　D. 白细胞计数增多
E. 高热

74. 溃疡性肠结核病变特点是(　　)
A. 溃疡呈带状与肠轴平行　　B. 溃疡边缘整齐,底部有坏死
C. 好发于乙状结肠和直肠　　D. 常引起出血穿孔
E. 常引起肠腔狭窄

75. 伤寒小结由何种细胞组成（　　）
A. 类上皮细胞　　B. 多核巨细胞
C. 淋巴细胞　　D. 浆细胞
E. 巨噬细胞
76. 钩体病的肺脏病变主要是（　　）
A. 肺纤维素性炎　　B. 肺出血
C. 肺淤血水肿　　D. 肺化脓性炎症
E. 弥漫性肺泡内非特异性渗出性炎症
77. 诊断结核最主要的根据是（　　）
A. 上皮样细胞　　B. 多核巨细胞
C. 干酪样坏死　　D. 结核结节加干酪样坏死
E. 以上均不是
78. 肾结核病变首先发生在（　　）
A. 肾皮质被膜下　　B. 皮髓质交界处
C. 常由肾盂开始　　D. 首先发生在肾盏
E. 首先发生在肾柱
79. 哪一项不符合结核病治愈转归（　　）
A. 吸收消散　　B. 纤维化
C. 纤维包裹　　D. 钙化
E. 病灶周围炎
80. 伤寒病理变化的主要特征是（　　）
A. 肠道发生溃疡　　B. 脾肿大
C. 胆囊炎　　D. 全身单核巨噬细胞系统增生
E. 腹直肌发生蜡样变性

二、B 型题（共 20 分，每题 2 分。有些答案可选几次，有些答案可一次都不选）

（81～84 题共用备选答案）
A. 癌前病变　　B. 交界性肿瘤
C. 癌肉瘤　　D. 原位癌
E. 非肿瘤性病变
81. 卵巢浆液性乳头状囊腺瘤，伴非典型增生是（　　）
82. 胃窦部黏膜重度不典型性增生（　　）
83. 肉芽肿是（　　）
84. 结肠多发性腺瘤型息肉是（　　）
（85～86 题共用备选答案）
A. 癌前病变　　B. 早期癌
C. 良性肿瘤　　D. 恶性肿瘤
E. 交界性肿瘤
85. 仅浸润黏膜层及黏膜下层的胃肠道癌称（　　）

86. 未成熟型畸胎瘤属于(　　)

(87～90 题共用备选答案)

A. 变质性炎症　　B. 浆液性炎症

C. 纤维素性炎症　　D. 蜂窝织炎症

E. 化脓性炎症

87. 细菌性痢疾属于(　　)

88. 阿米巴肝脓肿属于(　　)

89. 急性化脓性阑尾炎属于(　　)

90. 乙型脑炎属于(　　)

综合测试题(二)参考答案

一、A 型题

1. D 2. D 3. B 4. E 5. E 6. E 7. D 8. B 9. C 10. D 11. A 12. B 13. D 14. D 15. C 16. D 17. C 18. C 19. C 20. B 21. E 22. B 23. D 24. A 25. B 26. C 27. E 28. B 29. A 30. C 31. D 32. C 33. D 34. D 35. A 36. D 37. E 38. B 39. B 40. B 41. C 42. C 43. A 44. D 45. D 46. C 47. D 48. D 49. B 50. B 51. C 52. A 53. A 54. A 55. B 56. A 57. B 58. A 59. C 60. B 61. E 62. A 63. B 64. E 65. C 66. D 67. E 68. D 69. B 70. E 71. D 72. B 73. D 74. E 75. E 76. B 77. D 78. B 79. E 80. D

二、B 型题

81. B 82. A 83. E 84. A 85. B 86. D 87. C 88. A 89. D 90. A

综合测试题(三)

一、单选题(每题1分,共20分)

1. 慢性萎缩性胃炎时黏膜上皮可化生为(　　)
   A. 鳞状上皮　　B. 软骨
   C. 骨　　D. 肠上皮
   E. 移行上皮
2. 风湿性肉芽肿中的坏死为(　　)
   A. 固缩性坏死　　B. 干酪样坏死
   C. 纤维素样坏死　　D. 坏疽
   E. 液化性坏死
3. 弥漫性血管内凝血时血栓为(　　)
   A. 延续性血栓　　B. 混合血栓
   C. 红色血栓　　D. 白色血栓
   E. 透明血栓
4. 有关乙脑的主要病理变化,错误的是(　　)
   A. 筛状软化灶形成　　B. 胶质结节
   C. 病变以小脑、延髓和脑桥最严重　　D. 淋巴细胞袖套状浸润
   E. 神经细胞的变性、坏死
5. 在肺组织内,见到含有胆汁的癌巢,应诊断为(　　)
   A. 肝转移性癌　　B. 肺畸胎瘤
   C. 肺转移性肝癌　　D. 副肿瘤综合征
   E. 肝转移性肺癌
6. 诊断恶性肿瘤的组织学依据是(　　)
   A. 细胞核增多　　B. 黏液分泌增多
   C. 细胞异形性显著　　D. 细胞浆丰富
   E. 核仁明显
7. 栓塞大脑中动脉的血栓可能来源于(　　)
   A. 髂动脉　　B. 肠系膜静脉
   C. 髂静脉　　D. 右心房
   E. 左心房
8. 在恶性肿瘤患者外周血中查见恶性肿瘤细胞,说明该患者(　　)
   A. 已是恶性肿瘤晚期　　B. 已发生广泛转移
   C. 已发生血道转移　　D. 并发白血病
   E. 有可能发生转移
9. 下述哪项不是慢性肾盂肾炎的特点(　　)
   A. 皮髓质界限模糊,肾乳头萎缩　　B. 肾包膜增厚粘连不易剥离

C. 质地变硬,表面凹凸不平
D. 双侧肾脏对称性缩小
E. 肾盂黏膜粗糙,肾盂、肾盏瘢痕收缩变形

10. 冠状动脉粥样硬化最常见部位(　　)
A. 交通支
B. 左前降支
C. 左冠状动脉开口处
D. 右冠状动脉
E. 左旋支

11. 弥漫性增生性肾小球肾炎中增生的细胞是(　　)
A. 肾小球间质细胞
B. 肾小球球囊脏层上皮
C. 肾小球系膜细胞及内皮细胞
D. 肾小球球囊壁层上皮
E. 肾小球周围纤维母细胞

12. 有关肺源性心脏病的描述,错误的是(　　)
A. 持续性动脉高压是发病环节
B. 大循环淤血
C. 左心肥大
D. 肺广泛纤维化可引起
E. 多由慢性阻塞性肺气肿引起

13. 大叶性肺炎咳铁锈色痰出现在(　　)
A. 充血水肿期
B. 红色肝样变期
C. 恢复期
D. 灰色肝样变期
E. 溶解消散期

14. 良恶性葡萄胎的相同点在于(　　)
A. 侵犯肌层
B. 可有远隔脏器转移
C. 发生阴道结节
D. 可见胎盘绒毛组织
E. 明显的出血坏死

15. 日本血吸虫病引起的肝硬化为(　　)
A. 门脉性肝硬化
B. 淤血性肝硬化
C. 胆汁性肝硬化
D. 干线性肝硬化
E. 坏死后性肝硬化

16. 印戒细胞见于(　　)
A. 髓样癌
B. 类癌
C. 黏液腺癌
D. 硬癌
E. 管状腺癌

17. 下列为出血性梗死的是(　　)
A. 脾梗死
B. 肾梗死
C. 心肌梗死
D. 脑梗死
E. 严重肠扭转引起的梗死

18. 下列哪项描述是正确的(　　)
A. 贫血性脑梗死属于凝固性坏死
B. 血管壁玻璃样变性多见于恶性高血压病
C. 癌与肉瘤的区别困难时可用网状纤维染色

D．黏液样变性可见于黏液腺来源肿瘤
E．肠系膜动脉粥样硬化伴栓塞可发生贫血性梗死

19．慢性炎症组织内浸润的细胞主要是（　　）
A．中性白细胞　　B．嗜碱性粒细胞
C．淋巴细胞　　D．嗜酸性粒细胞
E．肥大细胞

20．乳腺癌好发于乳腺的（　　）
A．乳晕部　　B．内上象限
C．外下象限　　D．内下象限
E．外上象限

二、多选题（每题1分，共10分）

21．下列能并发肠黏膜炎性息肉的疾病有（　　）
A．细菌性痢疾　　B．肠腺瘤
C．肠结核　　D．肠血吸虫病
E．阿米巴痢疾

22．二尖瓣狭窄可引起（　　）
A．右心室肥大扩张　　B．左心房肥大扩张
C．肺动脉高压　　D．左心室肥大扩张
E．右心房肥大扩张

23．原发性肺结核与继发性肺结核的区别，在于后者（　　）
A．常以增生为主　　B．多在肺内沿支气管播散
C．病变波浪起伏，可互相转化　　D．肺门淋巴结一般有明显病变
E．病变从肺尖开始

24．肾病综合征的表现有（　　）
A．大量蛋白尿　　B．高血压
C．高脂血症　　D．低蛋白血症
E．高度水肿

25．对皮肤基底细胞癌描写不正确的是（　　）
A．对放射治疗敏感　　B．预后差
C．好发于头面部　　D．易发生转移
E．常形成溃疡

26．动脉粥样硬化的复合病变是（　　）
A．血栓形成　　B．斑块内出血
C．斑块内钙化　　D．斑块破裂
E．动脉瘤形成

27．炎症的基本病变有（　　）
A．疼痛　　B．变质
C．发热　　D．渗出

E. 增生

28. 慢性支气管炎的主要病变是(　　)

A. 软骨变性,萎缩,钙化或骨化　　B. 黏液腺肥大、增生

C. 管壁平滑肌束断裂、萎缩、纤维化　　D. 黏膜上皮纤毛倒伏

E. 充血、水肿、中性白细胞浸润

29. 下列哪些不是肉芽组织的组成部分(　　)

A. 纤维母细胞　　B. 角化珠

C. 多核巨细胞　　D. 新生毛细血管

E. 神经纤维

30. 对子宫颈原位癌描述正确的是(　　)

A. 一般在上皮下,不超过 3 mm　　B. 基底膜完整

C. 可累及宫颈腺体　　D. 多为内生浸润型

E. 五年存活率较低

三、判断题(每题 1 分,共 10 分)

1. “大红肾”“蚤咬肾”见于急性弥漫性增生性肾小球肾炎。(　　)
2. 继发性肺结核,根据其病变特点和临床经过可分为 6 种主要类型,其中最多见的是局灶型肺结核。(　　)
3. 交界瘤是指有恶变倾向的良性肿瘤。(　　)
4. 类固醇能抑制花生四烯酸代谢,故能减轻炎症反应。(　　)
5. 肠结核病形成的溃疡与肠的长轴垂直。(　　)
6. 坏死后性肝硬化癌变率高。(　　)
7. 大叶性肺炎均由肺炎双球菌感染所致。(　　)
8. 宫颈息肉属于癌前病变。(　　)
9. 风湿性心膜炎赘生物由血小板、纤维素、细菌菌落、炎症细胞和少量坏死组织构成。(　　)
10. 骨肉瘤组织中可见大量肿瘤性软骨。(　　)

四、名词解释(每题 2 分,共 20 分)

1. 病理性钙化　2. 病理性骨折　3. 向心性肥大　4. 离心性肥大　5. 假小叶　6. 假结核结节　7. 变质　8. 变性　9. 活检　10. 尸检

五、填空题(每空 1 分,共 20 分)

1. 写出两种纤维素性炎症疾病:________、________等。
2. 动脉粥样硬化病变发生、发展经________、________、________、________4 个阶段。
3. 肿瘤的生长方式有________、________、________。
4. 骨折愈合的过程分________、________、________和________4 期。
5. 肝硬化的病变特点是________、________。
6. 坏死的标志是,炎症的重要标志是________、________。
7. 肺癌最常见的组织学类型为________,鼻咽癌为________,宫颈癌为________。

六、问答题(每题10分,共20分)

1. 病毒性肝炎的基本病变是什么?根据病变推测其有哪些临床表现?

答:

2. 试述血栓形成的条件和预防措施。

答:

综合测试题(三)参考答案

一、单选题

1. D 2. C 3. E 4. C 5. C 6. C 7. E 8. E 9. D 10. B 11. C 12. C
13. B 14. D 15. D 16. C 17. E 18. C 19. C 20. E

二、多选题

21. ACDE 22. ABCE 23. ABCE 24. ACDE 25. ACE 26. ABCDE 27. BDE
28. ABCD 29. BCE 30. BC

三、判断题

1. √ 2. × 3. × 4. √ 5. √ 6. √ 7. × 8. × 9. × 10. √

四、名词解释

1. **病理性钙化** 骨和牙齿之外的病变组织(坏死、变性、血栓等)(1分),出现钙盐沉积(1分)。
2. **病理性骨折** 原骨组织有病变(骨质疏松、肿瘤等)(1分),外力很轻或无外力时发生骨折(1分)。
3. **向心性肥大** 代偿性肥大(1分),心腔不扩张(1分)。
4. **离心性肥大** 失代偿性肥大(1分),心腔扩张(1分)。
5. **假小叶** 肝硬化(1分)时,广泛增生的纤维结缔组织分割正常肝小叶,包裹成大小不等的肝细胞团块(1分)。
6. **假结核结节** 血吸虫病时的慢性虫卵结节(1分),死亡钙化的虫卵周围有类上皮细胞、少量异物巨细胞围绕,并有淋巴细胞浸润和肉芽组织增生,形似结核结节(1分)。
7. **变质** 炎症时(1分)局部组织发生的变性和坏死(1分)。
8. **变性** 细胞内或间质中(1分)出现异常物质或正常物质异常蓄积的现象(1分)。
9. **活检** 用各种手段从活体内获取病变组织(1分)进行组织学检查(1分)。
10. **尸检** 对死者的遗体通过病理解剖学、组织学方法(1分)对疾病作出病理诊断(1分)。

五、填空题

1. 白喉 大叶性肺炎(菌痢) 2. 脂纹 纤维斑块 粥样斑块 复合病变(继发改变) 3. 膨胀性生长 外生性生长 浸润性生长 4. 血肿形成 纤维性骨痂 骨性骨痂 骨痂改建(或再塑) 5. 假小叶形成 纤维结缔组织增生 6. 细胞核的变化 炎症细胞的浸润 7. 鳞状细胞癌 低分化鳞癌 中分化鳞癌

六、问答题

1. 病毒性肝炎的基本病变是什么?根据病变推测其有哪些临床表现?(10分)

答:1) 基本病变(8分)

(1) 变质 ①变性:肝细胞水肿(1分),嗜酸性变(0.5分);②坏死:嗜酸性坏死,点状坏死,桥接坏死,碎片坏死,大片坏死(各0.5分)。

(2) 渗出 炎细胞浸润(1分)。

(3) 增生 ①纤维结缔组织及原始间叶细胞增生(1分);②肝细胞再生(1分);③Kupffer细胞增生(1分)。

2) 临床表现(2分) 肝肿大,黄疸,肝功能障碍,肝肾综合征,肝区疼痛等(任一点0.5分,总分2分)。

2. 试述血栓形成的条件和预防措施。(10分)

答:1) 血栓形成的条件(每条2分,条件名称1分,简要解释1分)

(1) 血管内皮细胞的损伤(1分) 内皮细胞有抗凝和促凝的两种特性,在生理情况下,以抗凝为主(1分)。

(2) 血流状态的改变(1分) 血流减慢,血流产生漩涡时易促使凝血因子和凝血酶的聚集等,促使血栓形成(1分)。

(3) 血液凝固性增加(1分) 血液中血小板和凝血因子增多,或纤维蛋白溶解系统活性降低,可促使血栓形成(1分)。

2) 预防措施 ①控制血脂;②降低血压;③积极治疗原发病;④适当活动,加速血流速度(每点1分)。

综合测试题(四)

一、单选题(每题 1 分,共 15 分)

1. 除下列哪项外,均可见纤维素样变性(　　)
   A. 肾小球肾炎　　B. 红斑性狼疮
   C. 风湿病　　D. 溃疡病
   E. 良性高血压病
2. 肠伤寒的好发部位位于(　　)
   A. 回肠下段　　B. 回盲部
   C. 降结肠　　D. 回肠上段
   E. 升结肠
3. 下列为慢性阻塞性肺疾病的是(　　)
   A. 间质性肺炎　　B. 周围型肺癌
   C. 原发性肺结核　　D. 肺气肿
   E. 小叶性肺炎
4. 引起肺心病的主要环节是(　　)
   A. 慢性肺淤血　　B. 支气管扩张
   C. 弥漫性肺间质纤维化　　D. 肺泡扩张
   E. 肺动脉高压
5. 由于癌细胞分泌,下列哪种物质可引起类癌综合征(　　)
   A. ACTH　　B. 前列腺素
   C. 5-羟色胺　　D. 抗利尿激素
   E. 降钙素
6. 在我国,引起门脉性肝硬化的主要原因是(　　)
   A. 慢性酒精中毒　　B. 重度慢性肝炎
   C. 长期营养缺乏　　D. 慢性化学药物中毒
   E. 轻度慢性肝炎
7. 肝细胞癌患者血中升高的是(　　)
   A. AFP　　B. CEA
   C. HCG　　D. 酸性磷酸酶
   E. 碱性磷酸酶
8. 诊断骨肉瘤的主要根据是(　　)
   A. 多见于青年人　　B. 碱性磷酸酶升高
   C. 多发生于长骨干骺端　　D. 肿瘤性软骨组织
   E. 肿瘤性骨样组织
9. 细菌性肝脓肿与阿米巴肝脓肿的基本区别是前者(　　)
   A. 全身发热　　B. 肝区疼痛

C．穿刺为脓性渗出物　　D．肝脏肿大

E．血象白细胞增多

10. 下列为出血性梗死的是(　　)

A．脾梗死　　B．肾梗死

C．心肌梗死　　D．脑梗死

E．严重肠扭转引起的梗死

11. 下列哪项描述是正确的(　　)

A．一期愈合瘢痕多

B．脑梗死属于凝固性坏死

C．血管壁玻璃样变性多见于恶性高血压病

D．肠系膜动脉粥样硬化可发生肠贫血性梗死

E．癌与肉瘤的区别困难时可用网状纤维染色

12. 二尖瓣狭窄心脏呈(　　)

A．靴形心　　B．绒毛心

C．球形心　　D．虎斑心

E．梨形心

13. 皮革胃是指(　　)

A．胃癌弥漫浸润　　B．胃癌伴胃扩张

C．范围较大的溃疡型胃癌　　D．胃黏液癌

E．胃溃疡广泛瘢痕形成

14. 下列能引起原发性颗粒性肾固缩的疾病为(　　)

A．肾动脉粥样硬化　　B．慢性肾盂肾炎

C．慢性肾小球肾炎　　D．高血压病

E．肾盂积水

15. 下述哪项为支气管哮喘的特征(　　)

A．咯铁锈色痰　　B．咯大量恶臭脓痰

C．痰中含嗜酸性粒细胞　　D．胸部X线呈大片致密阴影

E．胸部X线呈"云雾状"阴影

二、多选题(每题1分，共10分)

16. 良恶性肿瘤的区别在于(　　)

A．肿瘤的硬度　　B．生长特征

C．对机体的影响　　D．瘤组织分化程度

E．肿瘤的大小

17. 下列属于乙型脑炎的病变特点是(　　)

A．胶质细胞增生　　B．嗜神经细胞现象和卫星现象

C．血管充血和炎症细胞围管性浸润　　D．软化灶形成

E．蛛网膜下腔有大量中性粒细胞浸润

18. 慢性支气管炎的病变可有(　　)

A. 黏膜上皮纤毛倒伏
B. 黏液腺肥大、增生
C. 充血、水肿、中性白细胞浸润
D. 软骨变性，萎缩，钙化或骨化
E. 管壁平滑肌束断裂、萎缩、纤维化

19. 炎症的基本病变有（　　）
A. 疼痛
B. 变质
C. 发热
D. 渗出
E. 增生

20. 下列属于肝癌大体分型的是（　　）
A. 中央型
B. 周围型
C. 巨块型
D. 结节型
E. 弥漫型

21. 已发现下述肿瘤与亚硝胺类化合物有关的是（　　）
A. 膀胱癌
B. 肝癌
C. 宫颈癌
D. 胃癌
E. 食管癌

22. 下列能并发肠黏膜炎性息肉的疾病有（　　）
A. 肠血吸虫病
B. 肠结核
C. 阿米巴痢疾
D. 肠腺瘤
E. 细菌性痢疾

23. 下列延迟骨折愈合的因素是（　　）
A. 对位不好
B. 固定不牢
C. 局部血液供应差
D. 年龄大
E. 维生素C缺乏

24. 动脉粥样硬化的复合病变是（　　）
A. 血栓形成
B. 斑块内出血
C. 斑块内钙化
D. 斑块破裂
E. 动脉瘤形成

25. 下列哪些是肉芽组织的组成部分（　　）
A. 新生毛细血管
B. 神经纤维
C. 角化珠
D. 纤维母细胞
E. 巨噬细胞

三、判断题（每题1分，共10分）

1. 肠癌的好发部位是直肠。（　　）
2. 宫颈息肉属于癌前病变。（　　）
3. 肠上皮化生可演变成癌。（　　）
4. 坏死后性肝硬化癌变率高。（　　）
5. 慢性肺淤血可见“心衰细胞”。（　　）
6. 肝炎患者血中酸性磷酸酶增高。（　　）

7. 交界瘤是指有恶变倾向的良性肿瘤。(　　)
8. 骨肉瘤组织中可形成肿瘤性骨组织。(　　)
9. 食管癌最常见的组织学类型是腺癌。(　　)
10. 肉芽肿是由丰富的毛细血管和纤维母细胞组成,隆起于局部的肿块。(　　)

四、填空题(每空1分,共20分)

1. 引起流行性脑脊髓膜炎的病原体是________________,引起乙型脑炎的病原体是________。
2. 写出两种癌前疾病________、________。
3. 急性弥漫性增生性肾小球肾炎是________,新月体性肾小球肾炎是________。
4. 良性高血压病按其发展过程分________、________和________3期。
5. 非毒性甲状腺肿按其发展分________、________和________3期。
6. 动脉粥样硬化病变发生、发展经过________、________、________、________4个阶段。
7. 骨折愈合的过程分________、________、________和________4期。

五、名词解释(每词2分,共20分)

1. 变性、坏死　2. 肿瘤异型性、转移　3. 假小叶、假结核结节　4. 癌、肉瘤　5. 肾病综合征、原发综合征

六、问答题(共25分)

1. 试述胃溃疡病的病变及其临床表现。(10分)

答:

2. 试述病毒性肝炎的基本病变,并根据病变推测其临床表现。(15分)

答:

综合测试题(四)参考答案

一、单选题

1. A　2. A　3. D　4. E　5. C　6. B　7. A　8. E　9. C　10. E　11. E　12. E　13. A　14. D　15. C

二、多选题

16. ABCDE 17. ABCD 18. ABDE 19. BDE 20. CDE 21. ABDE 22. ABCDE 23. ABCDE 24. ABCDE 25. ADE

三、判断题

1. √ 2. × 3. √ 4. √ 5. √ 6. × 7. × 8. √ 9. × 10. ×

四、填空题

1. 脑膜炎双球菌 乙脑病毒 2. 萎缩性胃炎 白斑等 3. 内皮细胞和系膜细胞 壁层上皮细胞 4. 机能紊乱期 动脉病变期 内脏病变期 5. 增生期 胶质贮积期 结节期 6. 脂纹 纤维斑块 粥样斑块 复合病变(继发改变) 7. 血肿形成 纤维性骨痂 骨性骨痂 骨痂改建(或再塑)

五、名词解释

1. 变性 细胞内或间质中(1 分)出现异常物质或正常物质异常蓄积的现象(1 分)。
   坏死 以溶酶性变化为特点的活体内(1 分)局部组织细胞的死亡(1 分)。
2. 肿瘤异型性 肿瘤组织无论在细胞形态(1 分)和组织结构(1 分)上与其相应的正常组织有不同程度的差异。
   转移 恶性肿瘤的瘤细胞从原发部位(1 分)侵入血管、淋巴管或体腔，被带到其他部位继续生长形成与原发瘤同类型的肿瘤(1 分)。
3. 假小叶 肝硬化(1 分)时，广泛增生的纤维结缔组织分割正常肝小叶，包裹成大小不等的肝细胞团块。(1 分)
   假结核结节 血吸虫病时的慢性虫卵结节(1 分)，死亡钙化的虫卵周围有类上皮细胞、少量异物巨细胞围绕，并有淋巴细胞浸润和肉芽组织增生，形似结核结节。(1 分)
4. 癌 上皮组织(1 分)来源的恶性肿瘤(1 分)。
   肉瘤 间叶组织(1 分)来源的恶性肿瘤(1 分)。
5. 肾病综合征 肾病时表现为大量蛋白尿，严重水肿，低蛋白血症及高脂血症等一系列临床症状称为肾病综合征。(每点 0.5 分)
   原发综合征 原发性肺结核时，肺的原发病灶(1 分)，结核性淋巴管炎和肺门淋巴结结核(1 分)，三者合称为原发综合征。

六、问答题

1. 试述胃溃疡病的病变及其临床表现。(10 分)

答： 1) 大体(2 分) 多发于胃小弯近幽门处，单个，直径小于 2 cm，圆形或椭圆形，边缘整齐，底部平坦等。

2) 镜下(4 分) 分 4 层，从表至深：渗出层(白细胞和纤维素)，坏死层(细胞坏死前解物)，肉芽组织层(新鲜肉芽组织)，瘢痕层(胶原纤维和纤维细胞)(各层详细描述，各 1 分)。

3) 临床表现(4 分) 出血，穿孔，幽门狭窄，癌变，胃痛，返酸，嗳气等。

2. 试述病毒性肝炎的基本病变，并根据病变推测其临床表现。(15 分)

答： 1) 基本病变(10 分)

(1) 变质 ①变性：肝细胞水肿，嗜酸性变。(各 1 分)②坏死：嗜酸性坏死，点状坏死，桥接坏死，碎片坏死，大片坏死(各 1 分)。

(2) 渗出　炎细胞浸润(1 分)。

(3) 增生　纤维结缔组织及原始间叶细胞增生;肝细胞再生;Kupffer 细胞增生(任二点均可,2 分)。

2) 临床表现(5 分)　肝肿大,黄疸,肝功能障碍,肝肾综合征,肝区疼痛等(各 1 分)。

综合测试题(五)

一、单选题(每题1分,共20分)

1. 下列哪种细胞再生能力最差(　　)
   A. 神经胶质细胞　　B. 平滑肌细胞
   C. 横纹肌细胞　　D. 神经细胞
   E. 软骨细胞
2. 良性肿瘤与恶性肿瘤主要区别在于肿瘤的(　　)
   A. 大小　　B. 生长速度
   C. 组织来源　　D. 形状
   E. 分化程度
3. 关于心肌梗死的描述,下列哪项是错误的(　　)
   A. 梗死灶形态不规则　　B. 病变多属出血性梗死
   C. 全层梗死可致心脏破裂　　D. 梗死多发生在冠状动脉左前降支区
   E. 病变累及心室壁心腔侧1/3的心肌称心内膜下梗死
4. 槟榔肝的描述哪项错误(　　)
   A. 小叶中央区肝索萎缩　　B. 多见于右心衰竭
   C. 肝窦淤血扩张　　D. 肝细胞脂变首先在小叶周边
   E. 肝内纤维结缔组织增生
5. 肺动脉栓塞的患者,死亡的常见原因是(　　)
   A. 急性左心衰　　B. 肾功能衰竭
   C. 急性右心衰　　D. 中毒性休克
   E. 大片肺出血
6. 下列哪种癌最易发生血道转移(　　)
   A. 子宫颈癌　　B. 胃癌
   C. 绒癌　　D. 鼻咽癌
   E. 结肠癌
7. 渗出液的描述中,哪项是错误的(　　)
   A. 液体静置后凝固　　B. 液体比重高
   C. 液体内含纤维蛋白原　　D. 血管通透性增高
   E. 液体内含极少细胞
8. 由于癌细胞分泌下列哪种物质引起类癌综合征(　　)
   A. ACTH　　B. 降钙素
   C. 抗利尿激素　　D. 5-羟色胺
   E. 前列腺素
9. 关于亚急性感染性心内膜炎,下列哪项描述是错误(　　)
   A. 常引起栓塞　　B. 常由草绿色链球菌引起

C．可在拔牙或尿道手术后发生　　D．常发生在原有病变的心瓣膜上

E．常在二尖瓣闭锁缘形成单行排列、灰白色、粟粒大小的赘生物

10. 关于门脉肝硬化假小叶病变的描述，哪项是错误的(　　)

A．小叶内出现汇管区　　B．小叶内肝细胞排列紊乱

C．小叶内缺少中央静脉　　D．假小叶大小极不一致

E．小叶内中央静脉偏位或两个以上

11. 二尖瓣狭窄最先引起(　　)

A．左心房增大　　B．右心房增大

C．左心室增大　　D．右心室增大

E．右心房室增大

12. 急性黄色肝萎缩是指(　　)

A．急性无黄疸性肝炎　　B．慢性肝炎

C．亚急性重型肝炎　　D．急性黄疸性肝炎

E．急性重型肝炎

13. 慢性支气管炎患者咳痰的病变基础是(　　)

A．腺体肥大、增生，黏膜上皮内杯状细胞增多

B．支气管壁瘢痕形成

C．支气管壁淋巴细胞浸润

D．支气管黏膜上皮变性、坏死、脱落

E．软骨萎缩、纤维化、钙化和骨化

14. 早期胃癌是(　　)

A．无淋巴结转移的癌　　B．只限于黏膜内的癌

C．直径在 2 cm 以内的癌　　D．尚未浸润至浆膜层的癌

E．未浸及肌层的癌

15. 乙型脑炎是由乙型脑炎病毒引起的(　　)

A．增生性炎症　　B．化脓性炎症

C．变质性炎症　　D．纤维素性炎症

E．卡他性炎症

16. 胃癌的好发部位是(　　)

A．胃大弯部　　B．胃小弯近幽门部

C．胃体部　　D．胃贲门部

E．胃底部

17. 有关继发性肺结核的描述，哪项是错的(　　)

A．常见于儿童　　B．再次感染

C．血道及淋巴道播散少见　　D．以增生性病变为主

E．常见于成人

18. 除下列哪项外，均可见纤维素样变性(　　)

A．红斑性狼疮　　B．良性高血压病

C．风湿病　　D．肾小球肾炎
E．溃疡病

19．哪种疾病不容易引起肠道狭窄(　　)
A．细菌性痢疾　　B．肠伤寒
C．肠结核　　D．肠血吸虫病
E．肠阿米巴病

20．诊断骨肉瘤的主要根据是(　　)
A．肿瘤性软骨组织　　B．碱性磷酸酶升高
C．多见于青年人　　D．多发生于长骨干骺端
E．肿瘤性骨样组织

二、多选题(每题1分,共10分)

21．下列属于肝癌大体分型的是(　　)
A．结节型　　B．巨块型
C．中央型　　D．周围型
E．弥漫型

22．下列延迟骨折愈合的因素是(　　)
A．维生素缺乏　　B．对位不好
C．固定不牢　　D．局部血液供应差
E．年龄大

23．动脉粥样硬化的复合病变是(　　)
A．斑块内出血　　B．斑块破裂
C．斑块内钙化　　D．动脉瘤形成
E．血栓形成

24．已发现下述肿瘤与亚硝胺类化合物有关的是(　　)
A．宫颈癌　　B．胃癌
C．食管癌　　D．肝癌
E．膀胱癌

25．肺原发综合征包括(　　)
A．气管旁淋巴结结核　　B．结核性淋巴管炎
C．肺门淋巴结结核　　D．颈部淋巴结结核
E．肺原发病灶

26．癌与肉瘤的区别在于前者(　　)
A．来源于上皮组织　　B．常经淋巴道转移
C．发病率高　　D．癌细胞呈巢状与间质分界清楚
E．癌细胞周围可见网状纤维

27．与血栓形成有关的因素有(　　)
A．血小板数量增多　　B．血流产生旋涡
C．癌细胞释放出促凝因子　　D．血流缓慢

E．心血管内膜损伤

28．对蜂窝织炎描写有误的是（　　）

A．发生于阑尾　　B．有大量淋巴细胞浸润

C．常见肌肉组织　　D．常为链球菌感染所致

E．病灶边界清楚

29．下列哪些是肉芽组织的组成部分（　　）

A．新生毛细血管　　B．炎症细胞

C．纤维母细胞　　D．角化珠

E．神经纤维

30．新月体性肾小球肾炎特点为（　　）

A．肾小球系膜细胞增生　　B．有新月体形成

C．肾小球囊壁层上皮细胞增生　　D．有时可形成环状体

E．肾小球囊脏层上皮细胞增生

三、判断题(每题 1 分，共 10 分)

1．肠癌的溃疡呈火山口状。（　　）

2．肠上皮化生可演变成癌。（　　）

3．肝癌患者中酸性磷酸酶增高。（　　）

4．肠阿米巴病的溃疡表浅而不规则。（　　）

5．食管癌最常见的组织学类型是腺癌。（　　）

6．早期胃癌癌组织可浸润至黏膜下层。（　　）

7．肠结核病形成的溃疡与肠的长轴垂直。（　　）

8．凝固性坏死，镜下，在较早期可见坏死组织的细胞结构消失，组织结构的轮廓也消失。（　　）

9．冠状动脉粥样硬化，根据斑块引起管腔狭窄的程度可将其分为 4 级：Ⅳ级，管腔狭窄在 76%以上。（　　）

10．急性肾炎综合征：起病急，常突然出现血尿、脓尿，程度不同的蛋白尿、少尿、水肿、高血压，肾小球滤过率降低。（　　）

四、填空题(每空 1 分，共 20 分)

1．硅肺的基本病变是__________和__________。

2．良性高血压病按其发展过程分__________、__________和__________3 期。

3．中枢神经系统疾病常见并发症可有__________、__________、__________。

4．胃溃疡病的常见合并症有：__________、__________、__________。

5．大叶性肺炎发生发展可分为 4 期__________、__________、__________、__________。

6．坏死的结局有__________、__________、__________、__________。

五、名词解释(每个 4 分，共 20 分)

1．吞噬作用、趋化作用　2．肉芽肿、肺肉质变　3．肿瘤异型性、转移　4．结核结节、假结核结节　5．桥接坏死、碎片状坏死

六、问答题(每题10分,共20分)

1. 试述急性肾盂肾炎的病变及临床表现。(10分)

答:

2. 试述良性高血压病时心脏、大脑的病变及临床表现。(10分)

答:

综合测试题(五)参考答案

一、单选题

1. A 2. E 3. B 4. D 5. C 6. C 7. E 8. D 9. E 10. D 11. A 12. E 13. A 14. E 15. C 16. B 17. A 18. B 19. B 20. E

二、多选题

21. ABE 22. ABCDE 23. ABCDE 24. BCDE 25. BCE 26. ABCD 27. ABCDE 28. ACD 29. ABC 30. BCD

三、判断题

1. √ 2. √ 3. × 4. × 5. × 6. √ 7. √ 8. × 9. √ 10. ×

四、填空题

1. 硅肺结节 肺弥漫性纤维结缔组织增生 2. 机能紊乱期 动脉病变期 内脏病变期 3. 颅内压升高及脑疝形成 脑水肿 脑积水 4. 出血 穿孔 幽门狭窄 癌变 5. 充血水肿期 红色肝变样期 灰色肝变样期 溶解消散期 6. 溶解吸收 分离排出 机化包裹 钙化(或局部急性炎症反应)

五、名词解释

1. 吞噬作用 白细胞游出(1分)并抵达炎症灶,吞噬病原体及组织碎片的过程(1分)。

趋化作用 白细胞(1分)沿着浓度梯度向着化学刺激物作定向移动(1分)。

2. 肉芽肿 慢性炎症时(1分),单核巨噬细胞增生形成境界清楚的结节状病灶(1分)。

肺肉质变 大叶性肺炎时(1分),大量未能被溶解吸收的纤维素被肉芽组织取代而机化(1分)。

3. 肿瘤异型性 肿瘤组织无论在细胞形态(1分)和组织结构(1分)上与其相应的正常组织有不同程度的差异。

转移 恶性肿瘤的瘤细胞从原发部位(1分)侵入血管、淋巴管或体腔,被带到其他部位继续生长形成与原发瘤同类型的肿瘤(1分)。

4. **结核结节** 结核病(0.5 分)时,由干酪样坏死(0.5 分),上皮样细胞(0.5 分),朗汉斯巨细胞(0.5 分)及外周局部聚集的淋巴细胞和纤维细胞构成。

假结核结节 血吸虫病时的慢性虫卵结节(1 分),死亡钙化的虫卵周围有类上皮细胞、少量异物巨细胞围绕,并有淋巴细胞浸润和肉芽组织增生,形似结核结节(1 分)。

5. **桥接坏死** 慢性肝炎时(1 分),两个中央静脉或汇管区之间,汇管区与中央静脉之间出现相互连接的坏死带(1 分)。

碎片状坏死 慢性肝炎时(1 分),肝小叶周边部界板肝细胞的灶性坏死和崩解(1 分)。

六、问答题

1. 试述急性肾盂肾炎的病变及其临床表现。(10 分)

答: 1) 肉眼 脓肿,黄色条纹,肾盂肾盏积脓等(3 分)。

2) 镜下 上行性感染(1 分):肾盂向肾实质蔓延;下行性感染(1 分):肾皮质向肾盂蔓延。化脓性炎症(1 分):中性粒细胞浸润。继发性改变(1 分):坏死性乳头炎,肾盂积脓,肾周围脓肿。

3) 临床表现 全身性症状(0.5 分):发热,寒战等;局部症状(0.5 分):腰部酸痛,肾区叩痛等;膀胱刺激征(1 分):尿频,尿急等;尿的改变(1 分):血尿,脓尿等。

2. 试述良性高血压病时心脏、大脑的病变及其临床表现。(10 分)

答: 1) 心脏 ①病变:向心性肥大(1 分),离心性肥大(1 分);②临床表现:心力衰竭等(1 分)。

2) 大脑病变 ①高血压脑病(1 分);②脑软化(1 分);③脑出血(1 分);出血部位(1 分):内囊、基底节等;原因(1 分):此处动脉呈直角分支等。临床表现(2 分):出血部位、量不同而表现不一,如内囊出血可致对侧肢体偏瘫等。